疮疡血管类病

疑问医答

尚俊良 徐旭英 刘清泉 —— 编著

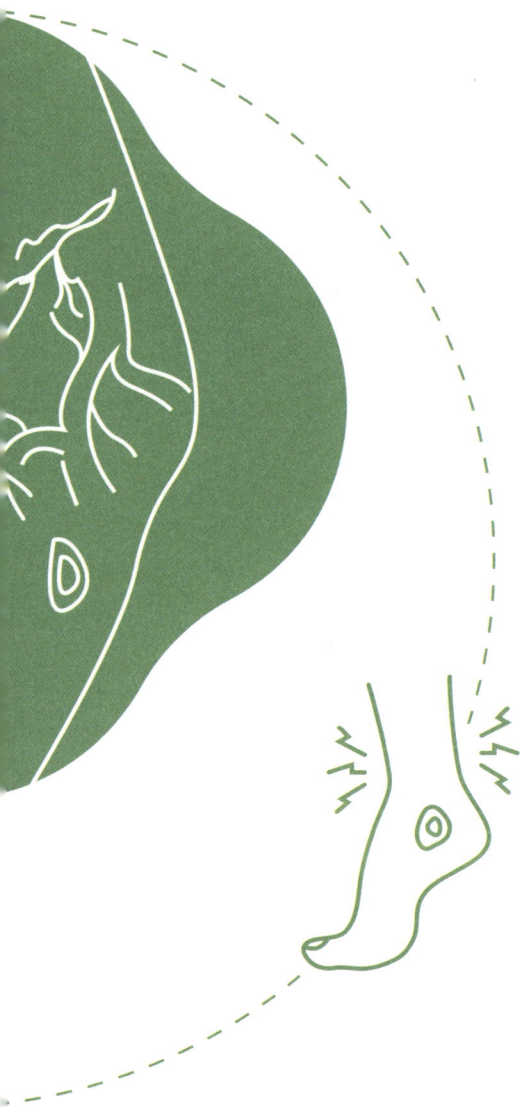

全国百佳图书出版单位
中国中医药出版社
·北京·

图书在版编目（CIP）数据

疮疡血管类病疑问医答 / 尚俊良，徐旭英，刘清泉
编著. --北京：中国中医药出版社，2025.9.
ISBN 978-7-5132-9796-7

Ⅰ. R268-44

中国国家版本馆 CIP 数据核字第 2025RJ2510 号

中国中医药出版社出版

北京经济技术开发区科创十三街 31 号院二区 8 号楼
邮政编码　100176
传真　010-64405721
山东临沂新华印刷物流集团有限责任公司印刷
各地新华书店经销

开本 710×1000　1/16　印张 9.25　字数 154 千字
2025 年 9 月第 1 版　2025 年 9 月第 1 次印刷
书号　ISBN 978-7-5132-9796-7

定价　46.00 元
网址　www.cptcm.com

服 务 热 线　010-64405510
购 书 热 线　010-89535836
维 权 打 假　010-64405753

微信服务号　zgzyycbs
微商城网址　https://kdt.im/LIdUGr
官 方 微 博　http://e.weibo.com/cptcm
天猫旗舰店网址　https://zgzyycbs.tmall.com

如有印装质量问题请与本社出版部联系（010-64405510）
版权专有　侵权必究

　　"大学之道，在明明德，在亲民，在止于至善。"愚以弱冠之年求学于北京中医医院，勤求古训，躬耕临床实践，幸遇诸多燕京名家谆谆教导。医之道，在做"明医"：明医之理，通晓病之因、病之变、病之治；明医之事，洞悉医与患之谐、医与护之协、医与师之助；明医之用，慎辨才与财、职与责、德与得而行稳致远。愚虽不敏，铭记于心，时时鞭策而行。

　　医道之流传，其术为近仁，而其用为至切。故物以适用为贵，苟无所用，虽珠玉绮罗，曾不如米谷之疗饥，裘褐之御寒。而今愚知天命之年，业医二十八年。深知医道通天，乃仁术，非经年累月之力不能为明医。然医之理繁、奥，非时时学习不能闻其义，况于患者乎？故，以精简之言传晦涩医理，道防与治之法于患者乃毕生之夙愿。幸有学生尚俊良之助，将疮疡血管类病之因、治与防逐一言明，愚以为此乃适用之法，对患者必有裨益。终历数年，校订三载，稿经六易，书稿始成。愚披览数过，虽未能剖析精微，然观书载图像之详、病种之全、方法之备，亦或可窥探疮疡一二，使业医者读之，无难为专门名家，即素不善医者，箧藏一轶，亦或可救猝然之急。今欲将其公之于世，供久病之患、杏林学子茶饭之余解惑之用。

　　夫大道虽云不器，而一艺必有可观。与其殚思竭虑，费笔墨于虚浮无用之辞，孰若方技者流，专精深造，勒为一编，犹易传而可久耶。愚本鲁钝，非万世之才。今书虽成，然其非治病之本。若有纰缪之处，惟愿阅者揭示而进教之，则幸甚！

徐旭英

2025 年 3 月

　　北京中医医院始建于 1956 年，在建院之初，汇集了一批在全国中医界具有较高声誉和学术地位的中医名家。以赵炳南、房芝萱为首创立的中医皮外科经过几代人的传承、发展形成了现在的疮疡血管外科。其临床所见病种多样、病情复杂，包括各种体表感染如有疮面的（如痈、疖、有头疽）、无疮面的（如丹毒）、特殊感染（如结核性皮肤或淋巴结感染），以坏死合并感染为主的（包括动脉性的坏死）如糖尿病足、下肢动脉硬化闭塞症、血栓闭塞性脉管炎、各种免疫性血管炎、褥疮、癌性溃疡等，烧伤、冻伤，静脉性疾病如血栓性浅静脉炎（青蛇毒）、小腿慢性溃疡（臁疮）等，皆为疮疡血管常见疾病。得益于老一辈中医外科人王玉章等人的传授，以及后辈求学者如吕培文、董建勋、徐旭英等主任的努力，北京中医医院疮疡血管外科形成了一批疗效显著、物美价廉的内服和外用院内制剂，使北京中医医院疮疡血管外科在中医同行中更具有自身特色和优势。

　　然临床所见患者病情复杂，或因对疾病本身不了解，缺乏疾病基本认知、护理等知识，亦或因失治、误治而致疾病迁延不愈，甚或病情加重。《疮疡血管类病疑问医答》旨在对北京中医医院疮疡血管外科常见病（共计 30 种）进行科学普及，包括基本认识、治疗、患者常见疑问、预防和医院治疗特色等，以期患者对疮疡血管类疾病有所认识，或可据此寻求专业特色的中医治疗。

编著者

2025 年 3 月于北京

目录

第一部分：

疮疡源流简介

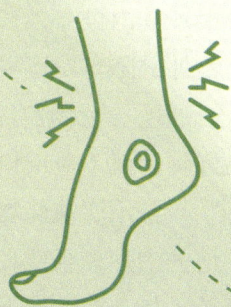

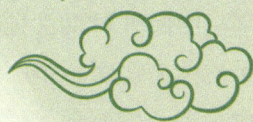

一、中医外科三大流派

疮疡是中医外科最常见的疾病。疮疡亦称外疡，在古代外科被称为疡科，外科医生被称为疡医。中医外科流派自金元时期开始出现，明清时期发展至鼎盛，形成了三个主要学术流派，即正宗派、全生派和心得派。

（一）正宗派

正宗派以明代陈实功（1555—1636）为代表，其代表著作为《外科正宗》，后世评价该书"列证最详，论治最精"。陈实功的学术思想以调理脾胃为中心，内外并重，体现了中医外科的基本治法，为中医外科的主流思想。

陈实功认为"内之症或不及其外，外之症则必根于其内也"，"痈疽虽属外科，用药即同内伤"。除运用调理补养脾胃的药物外，陈实功还主张患者应适饮食、调寒暑、戒喜怒、节劳欲。如疮溃前禁生冷硬物，饮食须当香燥甘甜，毋过饱，宜少、热、浓；大疮溃后，患者食欲开始好转，就不应戒口过严。

在外治法方面，陈实功主张"使毒外出为第一"，常用腐蚀药物或刀针清除坏死顽肉，放通脓管，使毒外泄。在手术方面，他的治疗相当成功，如脱疽截趾（指）术，强调"用利刀寻至本节缝中，将患趾（指）徐顺取下，血流不住，用金刀如圣散止之，余肿以妙贴散敷之"。

（二）全生派

全生派以清代王维德（1669—1749）为代表，代表著作《外科证治全生集》。

王维德创立了疮疡以"阴阳"为主的辨证方法；擅治阴证，创立了著名的治疗阴证的通用方剂"阳和汤"；指出外证"以消为贵，以托为畏"，反对滥用刀针及腐蚀药；并贡献了犀黄丸、小金丹等家传验方。

（三）心得派

心得派以清代高锦庭（1755—1827）为代表，代表著作《疡科心得集》。

高锦庭引入温病学说，重视温热外因与伏邪，创立了上、中、下三部辨证法，认为"盖以疡科之证，在上部者，俱属风温风热，风性上行故也；在下部者，俱属湿火湿热，水性下趋故也；在中部者，多属气郁火郁，以气火之俱发于中也。其间即有互变，十证中不过一二"；引入犀角地黄汤、安宫牛黄丸、紫雪丹、至宝丹等凉开之剂，善用犀角、羚羊角、玳瑁、金银花、栀子、黄芩、淡竹叶等镇惊清心泻火之品，善治疗疮走黄、疽毒内陷等急危重病症，拓展了中医外科的理论与方药。

二、中医疮疡病学

中医疮疡有广义和狭义之分，广义的疮疡是指一切体表浅显外科疾病的总称，狭义的疮疡是指由感染引起的体表化脓性疾患。疮疡并非指肛肠类疾病。

临床中常见的疮疡血管类疾病大致可分为5类：①各种体表感染，包括有疮面的（痈、疖、有头疽、窦道）、无疮面的（丹毒）、特殊感染（如结核性皮肤或淋巴结感染）。②以坏死合并感染为主的（包括动脉性的坏死），如糖尿病足、下肢动脉硬化闭塞症、血栓闭塞性脉管炎、慢性骨髓炎、各种免疫性血管炎、褥疮、癌性溃疡等。③静脉性疾病，如血栓性浅静脉炎（青蛇毒）、小腿慢性溃疡（臁疮）等。④烧伤、冻伤。⑤各类术后皮肤破溃不愈（骨折、癌症术后、冠状动脉搭桥大隐静脉取材术后等）、淋巴水肿（癌症术后淋巴结清扫而致多见）。

临床中疮疡血管类疾病常用的治疗方法可分为两类：

1. 中医疮疡内治之法

其多从整体观念出发，以消、托、补的内治理论为主，结合阴阳辨证，根据不同时期的证候特征，结合疾病的不同阶段，从而采用不同的治疗方法。

（1）根据初起、成脓期的证候特点，阳证疮疡的内治法以活血化瘀、清热解毒、泻热通腑为主，阴证疮疡的内治法则以温经通络、散寒化痰为主。

（2）疮疡溃后，阳证者以祛腐生肌为主，阴证者则以回阳生肌为主，即阳证疮疡重在化瘀泻热，阴证疮疡重在温补。

2. 中医疮疡外治之法

其多注重局部辨证，依据疮疡的不同时期选择不同的药物及清创手术方法。主要治法包括箍围消肿法（多用于疮疡初期，起解毒、消肿之功）、透脓祛腐法（多用于疮疡中期，多需配合手术，促脓成熟，切开引流）、生肌收口法（多用于疮疡后期，促进创面愈合）三大法则。

三、北京中医医院燕京外科名家及学术特色

燕京外科流派名家由御医、京内名医、外省名医汇集而成，作为中医外科的重要流派之一，其学术地位在同行业中受到广泛认可，在全国占有极其重要的地位。燕京外科流派曾拥有赵炳南、朱仁康、房芝萱、方鸣谦、施汉章、王玉章、金起凤、石晶华等名医大师。其中，燕京外科流派赵炳南、房芝萱、王玉章和其当代燕京外科流派传承人吕培文皆为北京中医医院外科名家，他们不仅医术精湛且医德高尚，为北京中医医院疮疡血管外科的中医外科人才培养、科学研究、专科专病建设等方面做出了巨大的贡献。

（一）赵炳南（1899—1984）

赵炳南是我国著名中医皮外科专家，是现代中医皮肤科的奠基人和开拓者，为发展中医皮科、外科事业做出了巨大贡献。

赵炳南治疗疮疡类疾病的学术思想如下。

1. 首辨阴阳

赵炳南认为辨阴阳需多方面综合考虑，除患者局部表现外，疾病的病性、病因、病机特点及疾病变化的整个过程中都应辨阴阳之属性。在整体把握辨证的同时，必须据病情变化过程中阴阳属性变化，随证加减用药。

2. 在外科疾病发病的重要因素中，注重湿邪与热邪

赵炳南以辨湿热性及湿气性为重点，创立了除湿六路经验方：除湿解毒汤、清热除湿汤、健脾除湿汤、疏风除湿汤、搜风除湿汤、祛湿健发汤。其临床中最常用 3 个方剂，其中清热除湿汤为治疗湿热性皮肤病的主方，除湿胃苓汤为治疗湿气性皮肤病的主方，全虫方为治疗顽湿疡的主方。

3. 将调和阴阳作为皮外科慢性难治性疾病的重要治则

赵炳南将藤类药物（常用首乌藤、天仙藤、鸡血藤、钩藤）作为调和阴阳的基本方药，临证中灵活加减运用。

4. 整体观念下注重局部辨证

如溃疡：急性溃疡红肿热痛，多热毒；慢性溃疡平塌不起，创面肉芽晦暗，多气血虚弱；创面肉芽水肿，多湿盛。脓：脓质稠厚，色泽鲜，略带腥味，多气血充实；脓质如水，其色不鲜，其味不臭，多气血虚衰；脓稀如粉浆污水，夹有败絮状物，腥秽恶臭，为气血衰败，伤筋蚀骨之兆。

5. "淘砌理论"

在治疗体表溃疡时，不但应用化腐的方法去除局部坏死组织，同时应用生肌法促使局部组织生长，加速溃疡愈合。

6. 特色外用制剂

其包括红纱条（治疗急慢性皮肤溃疡）、黑布药膏（治疗痈疽、瘢痕疙瘩）、黑色拔膏棍（治疗疣、毛囊炎、痒疹结节等）、熏药疗法（治疗神经性皮炎、慢性湿疹、皮肤瘙痒症及皮肤淀粉样变等）等。

（二）房芝萱（1909—1983）

房芝萱是我国杰出的中医外科名家，承传御医流派学术思想，为燕京外科三大家之一——房家外科代表人物之一。

房芝萱治疗疮疡血管类疾病的学术思想如下。

1."消托补防"理论在外科疾病治疗中的运用

房芝萱认为，该理论不局限应用于疮疡疾患，亦包括所有外科疾患；不仅仅是内治，亦指导使用外治法治疗外科疾病；突出"防"的理念，使之贯穿外科疾病全过程，未病先防、既病防变。

2. 善用血分药

房芝萱以血分药物作用力度之不同，将活血药分为三类：化瘀（桃仁、红花、川芎、苏木等）、祛瘀（鬼箭羽、三棱、莪术等）、破瘀（水蛭、全虫、地龙等）。

3. 周围血管病

房芝萱治疗周围血管病注重温通与清热、补气与补血、养阴与利湿等关系的处理。

4. 补法

房芝萱运用补法时强调补中有清，补中有活，补中有利。

5. 特色外用制剂

如甲字提毒粉（具有化腐提毒、生肌收口、脱管止痛之功）治疗窦道、瘘管、慢性溃疡，疗效确切。

🎖 （三）王玉章（1916—1997）

王玉章师承赵炳南，是中医外科学的杰出代表人物。在继承赵炳南治疗疮疡疾病经验的基础上，王玉章治疗疮疡血管类疾病的学术思想具有以下特点。

1. 注重整体与局部并重，强调内治与外治相结合。

2. 重视固护脾胃而攻邪。外科慢性迁延性疾病，特别是半阴半阳之证，治疗应先扶助正气，采用健脾升阳之法，同时注意益气祛瘀的应用，切不可拘于"炎"而过用清法。

3. 善于运用"理气、健脾、调冲任"治疗乳腺疾病。

4. 创制四藤二红汤治疗免疫相关性血管疾病。

5. 脾肾同治，继承并发扬回阳生肌大法治疗慢性阴证溃疡。

🎖 （四）吕培文（1947—　　）

吕培文师承王玉章，曾亲随赵炳南、房芝萱等名家临证，是当代著名中医外科专家。在继承赵炳南、房芝萱、王玉章等诸多名家内服、外治经验的基础上，吕培文治疗疮疡血管类疾病的学术思想具有以下特点。

1. 治疗周围血管疾病注重和法的应用

吕培文临证时注重将调和气血法贯穿于周围血管病的治疗始终，并注意标本兼治，行气、活血、通络、止痛、化痰、消肿、清热等以祛邪实，益气、养阴、温阳、散寒、托里生肌以固本，注重气血同治。

2. 治疗慢性皮肤溃疡擅长使用"缓托"法

缓托，即半消半托与半补半托相结合，既非完全补益，又非完全透托与清消，徐缓托之，渐见其效。该法常用于半阴半阳证。

3. 运用回阳生肌法治疗慢性难愈性阴证溃疡

在治疗慢性难愈性阴证溃疡方面，吕培文继承了回阳生肌大法，提出肾精虚衰理论，内服回阳生肌汤，外用回阳生肌纱条。

4. 运用治翻车思想治疗慢性溃疡伴异常纤维化

治翻车即推倒重来、破旧立新，多用于慢性皮肤溃疡阴证或半阴半阳证，伴有创周皮肤紫暗、创周缸口板硬、创面异物纤维化、分泌物少的溃疡。

5. 院内制剂

（1）内服制剂：舒脉胶囊（具有健脾益肾、舒经通络之功）。

（2）外用制剂：①生肌纱条：如红纱条、紫色疳疮纱条、回阳生肌纱条。②中药溻渍方：如祛湿解毒方、化瘀通络方、温经活血方等。

四、北京中医医院疮疡血管外科常用中医外治方法和特色院内制剂

（一）常用中医外治方法

1. 中药化腐清创术

中医学认为"腐肉未脱，则新肉不长"，治宜"提脓祛腐，使毒外泄，不致反陷入里"。中药化腐清创术是通过应用不同中药制剂促使疮面腐肉脱落、新肉生成的一种方法。北京中医医院经历几代人的传承和发展，针对慢性难愈性皮肤溃疡的不同阶段和证候，形成了独具特色的中医生肌三法：祛腐生肌法、祛瘀生肌法和回阳生肌法。

2. 中药清消敷贴法

中药清消敷贴法将具有箍围聚集、收束疮毒作用的药粉和辅料调制成膏剂、

糊剂等，用于肿疡初期，使其消散。若已结毒，也能促使疮形缩小，趋于局限，早日成脓和破溃。即使肿疡破溃，余肿未消，也可用它来消肿，劫其余毒。该法临床常用于治疗疖肿病、无名肿痛、痈、淋巴结炎、乳腺炎、皮脂囊肿继发感染、丹毒等外科感染性疾病。

3. 中药渍渍法

中药渍渍法是在中医理论指导下，选择适当的中草药，利用药物浸液煎汤后外用，使药液直接作用于人体皮肤或患处的治疗方法。中药渍渍法分为渍法和渍法两类，其中渍法是将饱含中药液的纱布或棉絮湿敷患处，渍法则是将患处浸泡在中药液中。中药渍渍法具有调畅气血、祛腐生新之功效，主要用于下肢慢性溃疡、糖尿病足溃疡、足癣等疾病。

4. 中医垫棉法

中医垫棉法是用棉花或纱布折叠成块以衬垫疮部的一种辅助疗法。该法借助加压的力量，使溃疡的脓液不致下袋而潴留，或使过大的溃疡空腔皮肤与新肉得以粘合而达到愈合的目的。其适用于溃疡脓出不畅有袋脓者；或疮孔窦道形成脓水不易排尽者；或溃疡脓腐已尽，新肉已生，但皮肉一时不能粘合者。该法主要用于急慢性皮肤感染性窦道、各类术后皮肤破溃不愈，局部浅腔、积脓、窦道形成的患者。

（二）常用特色院内制剂

1.内服制剂

北京中医医院疮疡血管外科常用中医内服制剂包括舒脉胶囊，养阴益气合剂、三参通脉合剂、健脾益气合剂，除湿丸、内消连翘丸、健脾疏肝丸、化瘀丸、益肾健骨丸等。其中最具代表性的为舒脉胶囊、内消连翘丸、除湿丸。

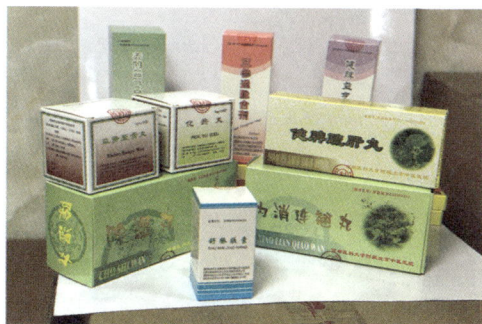

🍀 北京中医医院疮疡血管外科常用中医内服制剂

（1）多年下肢凉麻疼，舒脉益肾通筋络——舒脉胶囊

68 岁的张大妈是位因"下肢酸沉胀"于门诊就诊治疗的患者。据张大妈回忆，1 年前她自己感觉双下肢发凉、麻木，偶有水肿，多于夜间加重，休息一晚上可缓解。近半年来张大妈行走后双下肢肿得厉害，双下肢发凉、麻木感加重，夜间时有抽筋，曾不能长期坚持，间断穿弹力袜，口服活血化瘀的中药，吃的时候管用，停药后就又感觉下肢"酸困不适"。后来张大妈来到我院（指北京中医医院，下同）治疗，结合舌脉，医生考虑其病属于中医学"脉痹"范畴，辨证为"脾肾不足、气虚血瘀"证，建议口服舒脉胶囊治疗。1 个月后，张大妈自觉双下肢感觉温乎、有劲儿了。为什么舒脉胶囊会让人下肢温乎、有劲儿呢？

舒脉胶囊是在北京中医医院名老中医房芝萱、王玉章临床经验的基础上，经多次筛选，反复验证而研制的中成药，是院内常用制剂之一。其主要由生黄芪、当归、鸡血藤、首乌藤、丹参、枸杞子、陈皮、山药、山楂、川芎、水蛭、泽泻等组成。方中生黄芪补气，推动血液运行；当归、鸡血藤、首乌藤养血补血活血；丹参、川芎、水蛭活血行血，通经止痛；枸杞子、山药补肾；陈皮、山楂消食健脾；泽泻利水渗湿、泻热。全方共奏益气活血、补肾健脾之功，临床常用于脾肾不足、气虚血瘀证的患者。此类患者临床常见高龄、下肢静脉功能不全（双下肢酸、沉、肿胀，多于长时间行走后加重，休息后可缓解）、下肢血运障碍（双下肢凉麻、疼痛，伴间歇性跛行）等。中医学认为脾主四肢肌肉、肾主骨，四肢气血充足，营养充足，经脉流利，血运通畅，则下肢感觉温乎，腿脚有劲儿。

（2）气不顺血不通痰易聚，痰核结节囊肿难消散，试试内消连翘丸

35 岁的赵小姐是位因"甲状腺结节"于门诊就诊治疗的患者。赵小姐是位会计，平时饮食不规律，常加班至半夜，而工作压力大，自己常常生闷气，自觉颈部紧缩、压迫感，体检时发现甲状腺多个结节，于是来到我院治疗，结合舌脉，医生考虑其病属于中医学"瘿瘤"范畴，辨证为"痰湿凝结、血瘀瘿肿"证，建议口服内消连翘丸治疗。2 个月后赵小姐自觉颈部压迫感减轻，复查甲状腺结节显示部分消退。为什么内消连翘丸会让甲状腺结节消退呢？

内消连翘丸是北京中医医院治疗甲状腺结节常用的院内制剂之一。甲状腺结节属于中医学"瘿瘤"范畴，其形成多由于痰浊阻滞、血行不畅，常见于肝脾不调的患者。肝主疏泄，长期生闷气的人情志不畅，气滞血运不畅易致痰聚；脾主运化，长期饮食不规律，脾虚运化乏力易生湿，湿聚成痰阻滞气血运行而成痰核结节囊肿。内消连翘丸由连翘、夏枯草、浙贝母、射干、天花粉、漏芦、牡蛎、赤芍、白芍、当归、泽兰、核桃仁、黄芩、知母、黄柏、银柴胡、茯苓、北沙参、玄参、黄芪、太子参、陈皮、香附等组成。该方以连翘、夏枯草、浙贝母等清热散结为主，配伍当归、泽兰、赤芍等活血之品，太子参、陈皮、山药健脾理气，黄芩、知母、黄柏、银柴胡等清虚热，共奏豁痰散结、活血消瘿之功。其临床常用于肝郁化火，气滞痰凝证的患者，此类患者常见情绪易激动、生闷气，口干苦，咽部有异物感，大便时干时稀，舌质暗，舌体胖大，苔黄，脉弦，同时伴有子宫肌瘤、乳腺结节等疾病。

（3）下肢红肿皮肤痒，血热湿毒蕴于肤，清热凉血除湿是良方——除湿丸

60岁的王师傅是位因"下肢静脉曲张合并淤积性皮炎"于门诊就诊治疗的患者。据王师傅回忆，自己双下肢静脉曲张多年，双下肢皮肤粗糙、脱屑，皮色呈瘀滞性改变，时有瘙痒，间断起疹，抓破后流水结痂。近日，王师傅与朋友聚会，吃了点牛羊肉、喝了点酒后双下肢瘙痒难忍，局部抓破后流水增多，就诊于我院。结合王师傅的舌脉，医生考虑其病属于中医学"湿疮"范畴，辨证为"湿热蕴毒"证，建议口服除湿丸治疗。服药半个月后，王师傅自觉双下肢瘙痒减轻，流水减少了。为什么除湿丸会让人下肢瘙痒减轻、流水减少呢？

皮外科大家赵炳南将急性湿疹称为"风湿疡"，慢性湿疹称为"顽湿"，湿疹继发感染称为"湿毒疡"，统归"湿疮"范畴。其创制的除湿丸主要用于湿热蕴于血分证，功效以清热凉血、祛湿解毒为主。除湿丸由生地黄、牡丹皮、紫草、白鲜皮、黄芩、炒栀子、连翘、威灵仙、茯苓皮、泽泻、猪苓、当归、茜草等组成。方中生地黄、牡丹皮、紫草清热凉血，白鲜皮、黄芩清热燥湿，炒栀子、连翘清热泻火解毒，威灵仙祛风寒湿，茯苓皮、泽泻、猪苓利水化湿，当归补血，茜草凉血化瘀通经。除湿丸临床常用于湿热蕴于血分证的患者，此类患者常见口干苦、大便黏腻、小便黄、舌红、苔黄、脉滑。下肢静脉曲张或静脉功能不全的患者多见局部色素沉着，多发皮疹，瘙痒，抓破后流水，甚至局部皮温升高，红肿疼痛。

2. 外用制剂

北京中医医院疮疡血管外科常用中医外用制剂包括红纱条、黄纱条、回阳生肌纱条，复方黄连膏、芩柏软膏、紫色消肿膏、芙蓉膏、复方化毒膏、铁箍散软膏、黑布药膏，甘草油，清热消肿洗剂，化腐生肌散等。其中最具代表性的为红纱条、回阳生肌纱条、甘草油、黑布药膏、复方化毒膏。

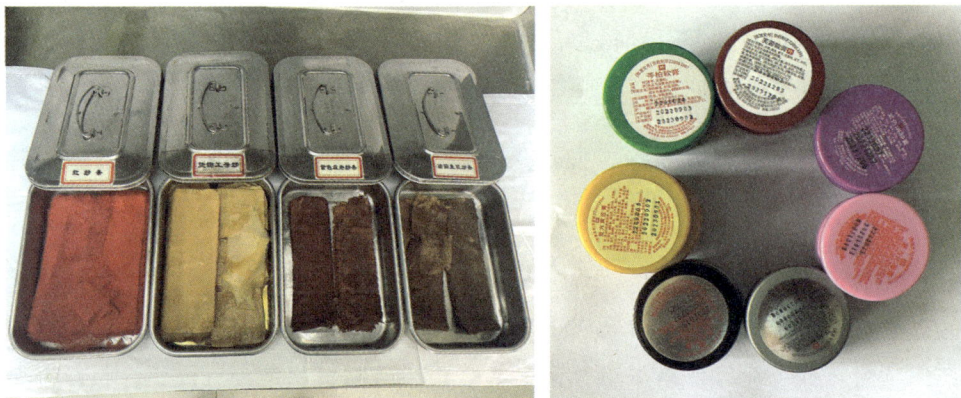

❀北京中医医院疮疡血管外科常用中医外用制剂

（1）红纱条祛腐药，用好用对顽疮除——红纱条

①什么是红纱条？有什么功效？

红纱条是北京中医医院传统的院内外用制剂，其以效佳价廉被大众所熟知。其主要成分是朱砂和红粉，均为化腐生肌的良药。其中，朱砂甘、微寒，功专解毒；红粉辛热有毒，功专化腐。二药药性相反，一文一武，一阴一阳，既互相配合，又相互制约。将两味药物按一定比例粉碎、过筛后，用凡士林调和即成朱红膏，将朱红膏涂于纱布上，就制成了红纱条。红纱条的主要功效为化腐生新。使用红纱条后，疮面通常会表现为脓性分泌物增多，这是疮面启动修复的标志之一。继续用药一段时间后，疮内的坏死组织开始逐渐溶解，并随脓液

排出疮外，即为"化腐"；与此同时，疮内的新鲜肉芽组织开始生长，不断填充修复疮面，即为"生新"。红纱条常用于创内脓腐组织难除，创周红肿、渗出，疼痛剧烈者，即创面修复的毒盛阶段。

②为什么要制成纱条？临床如何使用？

将朱红膏制成纱条，主要是便于药物更好地与创面接触，方便临床使用。传统的消炎药膏、水剂、敷料主要针对某一类细菌感染或某一部位使用，而临床实践中创面的形态大小不一、深浅不定，且部位多变，此时纱条的优势就显现出来了——纱条不仅形态更具可塑性，可据创面进行裁剪，而且可将药物充分涂抹在纱条上，与创面充分的接触更有利于药性的发挥。

临床上使用红纱条要注意几点：第一，明确应用对象。红纱条临床实践中常用于感染性伤口、各类术后伤口不愈（脂肪液化、局部感染化脓）、皮肤感染性窦道及慢性创面早期的修复。对于已经干黑坏死的组织、结痂等，红纱条不适合使用。第二，注重换药细节。红纱条的使用据创面大小进行裁剪，一般应小于创面大小，不与正常皮肤接触，并非把纱条完全平铺于创面；对于窦道，应把红纱条放置于窦道底部，并非平铺于窦道口或如瓶塞似的堵塞窦道口。第三，注意换药频次。若创面渗出多，浅腔深，应适当增加换药频次，且把红纱条放置于浅腔底部，忌平铺于表面，影响局部引流。一般每天 1 ~ 2 次。随着创面渗出减少，红肿消退，可减少换药频次，一般 2 ~ 3 天一次。

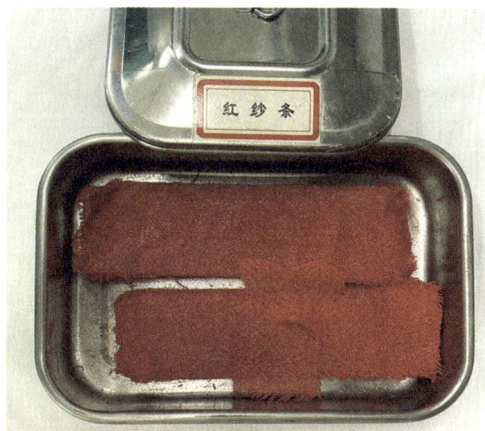

🍀红纱条

（2）久疮晦暗冰难敛，回阳生肌慢疡愈——回阳生肌纱条

①什么是回阳生肌纱条？有什么功效？

回阳生肌纱条是北京中医医院疮疡血管外科在赵炳南、房芝萱、王玉章等老专家经验的基础上，结合临床实践探索配制的，现已成为临床中修复慢性阴证创面的主要制剂。其主要由肉桂、炮姜、人参、黄芪、当归、川芎、白芥子、

白蔹等组成，其中人参、黄芪益气，肉桂、炮姜温阳散寒，当归、川芎等养血活血通络，共奏温阳益气、活血生肌之功。使用回阳生肌纱条后，原本阴证的创面（毫无生机、一片死寂的状态）可出现几点变化：第一，初期阴证创面的分泌物脓液逐渐增多，质地变稠厚，色泽由灰暗变淡黄；一段时间后脓液逐渐减少，但质地依然稠厚，色泽鲜明。第二，创面基底有新生肉芽生长，创周可见上皮爬生，有明显的愈合趋势。

②回阳生肌纱条在哪些患者中使用？

回阳生肌纱条主要用于慢性难愈性皮肤溃疡阴证创面。其临床症状表现为疮面脓液稀薄，生肌长肉迟缓，病程日久，疮口难以收敛，疮面平塌下陷，色泽晦暗，肉芽苍白或紫暗，患者伴有整体衰弱，畏寒肢冷，腰膝酸软，纳少眠差，舌暗胖大，苔白腻，脉沉细。其临床不应着急清除创内脓液，此外注意保持创周清洁。

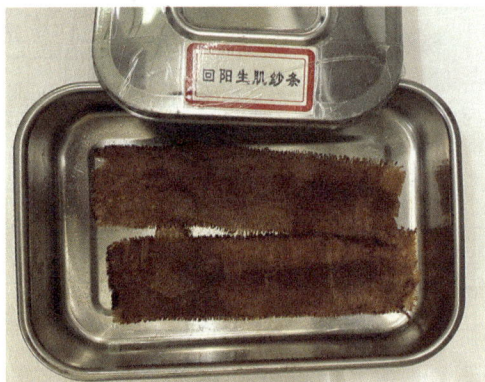

🍀 回阳生肌纱条

（3）红肿渗出痂难除，解毒消肿疡自愈——甘草油

①什么是甘草油？有什么功效？

甘草油是北京中医医院常用院内制剂，由芝麻油 100mL，浸甘草 10g 一昼夜，文火炸至焦黄，去渣制成，具有解毒消炎、促进创面愈合之功。甘草油的功效主要体现在两方面：一是可使创面保持湿润，保护创面免受污染和损伤；二是吸收渗出液，减轻水肿，滋润营养溃疡创面，从而促进创面愈合。

②甘草油在哪些患者中使用？

甘草油临床应用广泛，常用于

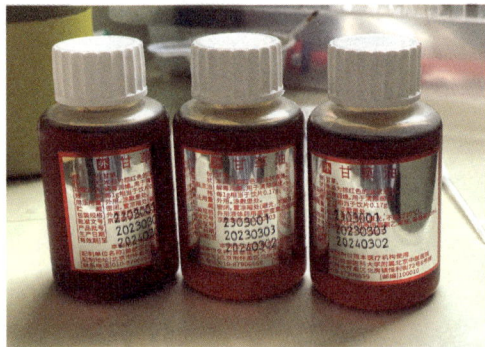

🍀 甘草油

急性湿疹（红肿、渗出多）、烧烫伤（局部红斑疼痛，水疱破裂）、浅表皮肤破溃（皮肤擦伤、压力性损伤初期）、植皮术后创面的修复、下肢浅表溃疡（糜烂渗出）等。

甘草油在临床实践中要注意以下几点：第一，避免对局部创周痂皮的过度清创，可适量甘草油外敷，待其浮起后清除。第二，甘草油浸透无菌纱布块即为临床常用的黄纱条，覆盖创面后再用无菌纱布块包扎、固定。第三，使用甘草油纱仍需规律消毒，不与酒精、聚维酮碘纱布等湿敷创面同时使用。

（4）术后瘢痕肿痒痛，软坚散结蟹足消——黑布药膏

①黑布药膏具有什么功效？使用时有什么注意事项？

黑布药膏是北京中医医院皮外科大家赵炳南在行医过程中收集到的一个有效的祖传秘方，其由"老黑醋五斤（2500g），五倍子一斤十二两（860g），金头蜈蚣10条，蜂蜜六两（180g），梅花冰片一钱（3g）"组成。其中老黑醋软坚解毒，五倍子收敛解毒，蜈蚣破瘀以毒攻毒，冰片镇痒止痛解毒，蜂蜜调和诸药，共奏破瘀软坚、解毒消肿之效。

黑布药膏临床使用时应注意：第一，外涂此药时需2～3mm厚（不要用金属器械涂药），用黑布或厚布盖上。第二，注意换药频次。换药前清洁皮肤，2～3日换药一次。第三，首次使用谨防过敏。首次使用的时候建议先局部使用，可选1～2处皮疹外敷试用。第四，第一次外敷的时间不宜过长，以不超过2小时为宜。

②黑布药膏适用的疾病有哪些？

黑布药膏可用于瘢痕疙瘩、增生性瘢痕、结节性痒疹、皮肤淀粉样变等肥厚性丘疹、斑块的治疗，还可用于疖、痈、毛囊炎初期等的治疗。

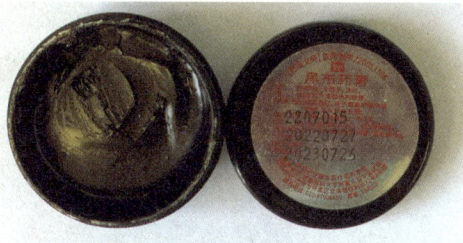

✿黑布药膏

（5）疔疖痈肿是火毒生，清热化毒脓出可愈——复方化毒膏

①复方化毒膏有什么功效？

复方化毒膏是北京中医医院治疗疔疖痈疽有效的院内制剂。中医学认为疔

疔痈疽的核心病机为"火毒内生"，临床表现为局部红肿灼热，瘀滞肿痛，张力高，伴整体活动受限等。其治疗多以促脓成熟、拔毒外出为目的。复方化毒膏由生大黄、雄黄、乳香、没药、血竭等组成，其中生大黄、雄黄解毒攻积，乳香、没药祛除气血瘀滞，血竭活血消肿，诸药合用，共奏清热解毒、活血消肿止疼的功效。

②复方化毒膏在什么时候使用？

复方化毒膏可有效促进局部红肿消退，拔毒外出，临床常用于毛囊炎、疖肿、蜂窝织炎、局部脓肿、带状疱疹等。临床使用时需注意：第一，注意观察局部病灶。部分病灶皮肤厚实，红肿难以消退，若局部红肿持续增大、疼痛加重，应及时去医院行清创术治疗。第二，注意换药时长。局部病灶小、浅，且范围局限者，可局部外敷，促脓成毒出，破溃后可不再使用。若局部病灶大、深，且范围弥漫扩散，手术切开引流后，创周仍可继续外敷，可加速红肿消退。

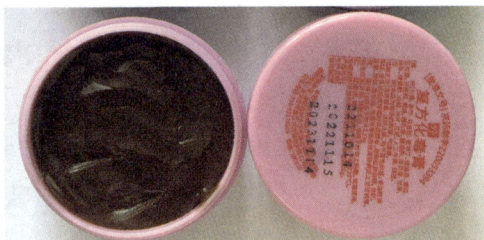

❀复方化毒膏

五、疮疡血管类病临床治疗中常见的几个问题

（一）何时清除干黑痂？

烧烫伤、压疮、足部皮肤坏疽等疮疡血管类疾病临床实践中常见局部干黑结痂，或皮肤变黑失活，单纯外用药物换药治疗效果不佳。很多患者及患者家属常问："什么时候应该清除干黑失活组织？""清除失活组织会不会大出血或很疼？""清除干黑失活组织会不会导致感染扩散，病情加重？"

清除干黑痂等失活组织需要结合患者的局部病灶（干黑痂的部位，创周有无红肿，疼痛是否逐渐加重，局部张力有无增大等）和整体状况（是否耐受手术清创，特别是患者心肺等重要脏器情况）。烧烫伤、压疮、足部皮肤坏疽等失活组织的皮肤、神经、血管等正常组织大部分被破坏，当清除此类失活组织前，可暂停拜阿司匹林肠溶片、氯吡格雷、低分子肝素、利伐沙班等药物。清除此类失活组织时一般不会大出血或很疼，即使出现疼痛亦大部分可耐受。若出现局部渗血，可加压包扎。

清除干黑失活组织不会导致感染扩散和病情加重。此类溃疡以污染伤口居多，规律有效的换药是减轻局部病变范围扩大的有效治疗手段。清除干黑失活组织后要注意以下几点。

1. **仔细观察局部病灶与周围组织的关系**。清除干黑失活组织后动态观察病灶周围皮肤红肿范围有无扩大、疼痛有无加重，若红肿范围缩小、疼痛较轻或减轻，则疾病向愈，反之，疾病加重。

2. **注重局部清洁和润泽**。定期用清水清洗病灶创周，避免长时间不清洗；保持局部皮肤润泽，可外用维生素 E 乳类防止其干燥皲裂。

3. **避免局部病灶长时间的压迫**。特别是对于足趾畸形变，趾间或足底压迫明显的部位，可用纱布或棉球隔开足趾；对于肢体活动不利、长期卧床类患者，足跟部应注意保护，可外用纱布块类覆盖保护。

4. **积极处理原发疾病，加强营养，规律换药**。

典型案例一：

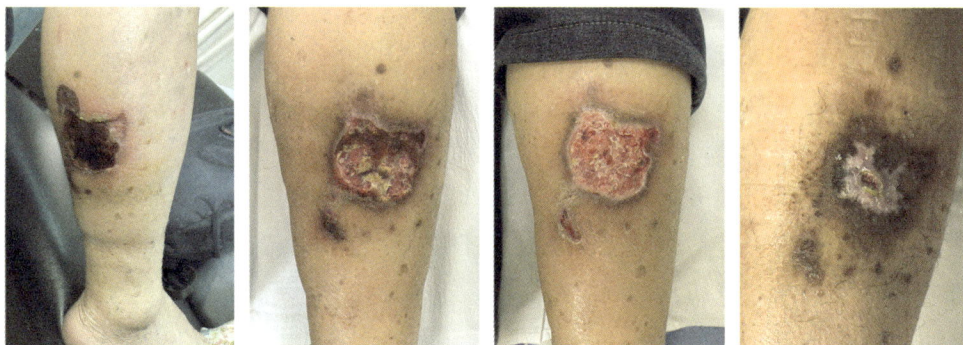

✿ 下肢烫伤后逐步清除干黑痂皮

典型案例二:

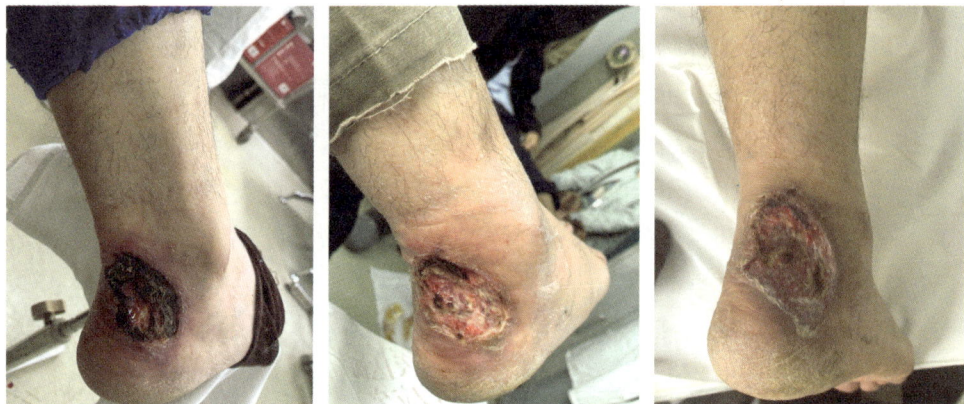

❀ 足跟部皮肤坏疽,逐步清除黑痂

(二)为什么脓出不愈?

脓出即愈是指发生在肌肤浅表部位、范围较小的急性化脓性疾病。其病特征是肿势局限,范围多在3cm左右,突起根浅,色红、灼热、疼痛,中医学认为多属阳证,易脓、易溃、易敛,脓出即愈。如《外科理例》载:"疖者,初生突起、浮赤无根脚,肿见于皮肤,止阔一二寸,有少疼痛,数日后微软,薄皮剥起,始出青水,后自破,脓出即愈。"此类疾病多属疖病范畴。其多发生于夏季,任何部位都可发生,以头面、背及腋下为多见。此类疾病的治疗可外用具有解毒消肿功效的中药药膏外敷,多3～7天可透脓外出,疼痛减轻,逐渐愈合。

脓出不愈多指虽为体表的化脓性疾病,但其累及范围更大、层次更深,或局部病灶被薄膜包裹,或反复破溃,窦道形成,多见于痈疽、脂瘤染毒等疾病。中医学认为此类疾病多属阴者,不易脓,不易溃,不易敛,治疗周期较长。此类疾病多需结合患者整体情况,及时切开引流,后续仍需结合患者整体情况,加强营养,控制基础病,疾病缓慢向愈。

典型案例一：脓出即愈

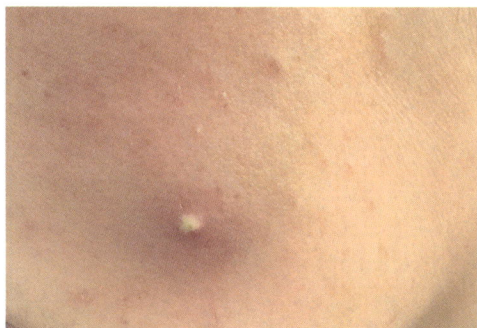

❀面部疖

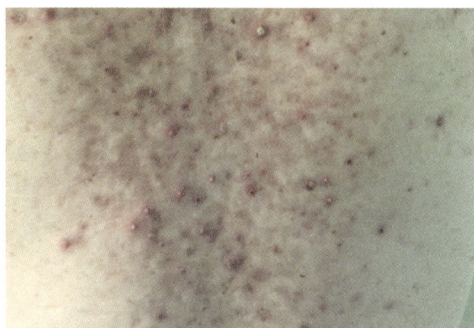

❀后背部毛囊炎

典型案例二：脓出不愈

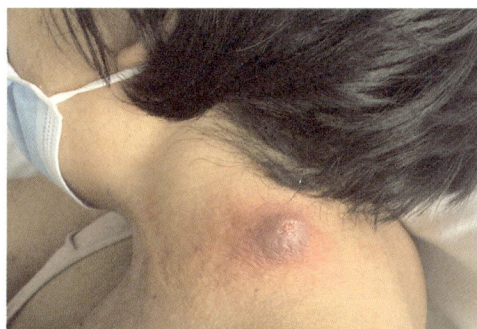

❀项部痈

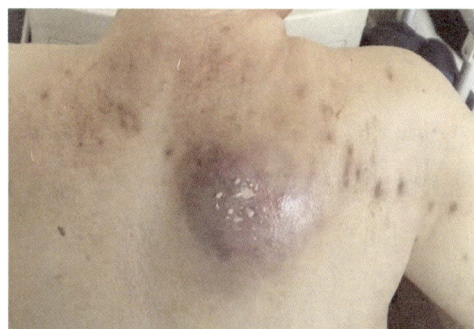

❀背部痈

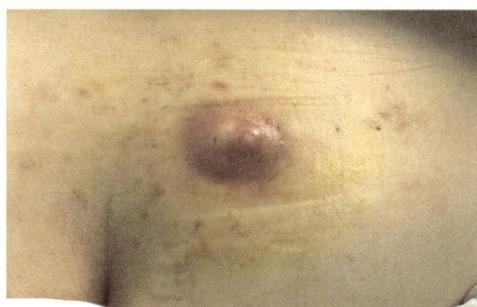

❀臀部皮脂腺囊肿合并感染

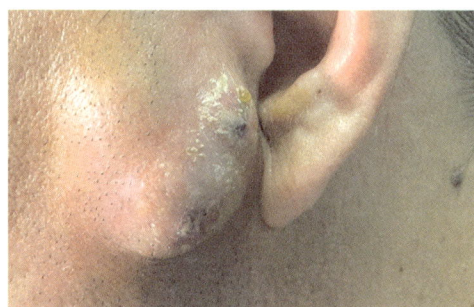

❀面部皮脂腺囊肿

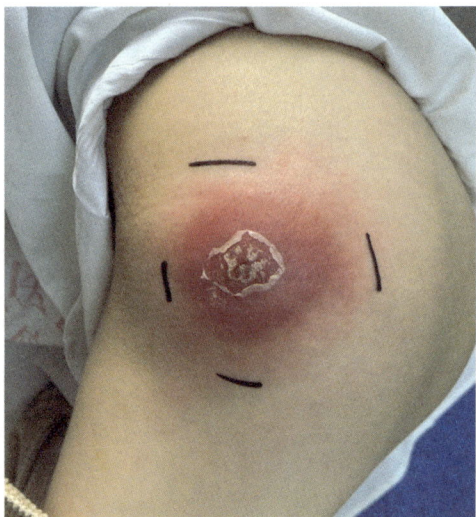

🌸 腿部脓肿

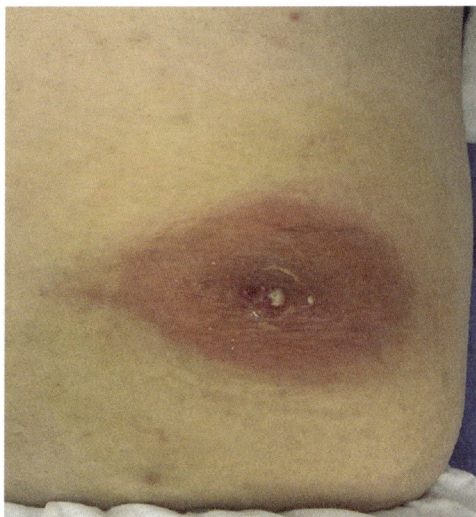

🌸 腰部皮脂腺囊肿合并感染

（三）糖尿病足坏疽什么情况下可以缝合？

　　糖尿病足坏疽截趾后是否缝合，与患者下肢血运、局部感染程度、有无骨质病变等情况密切相关。当患者具备以下条件时，可考虑进行疏松缝合：①患足血供良好。②在清创、抗感染治疗后，创面没有感染迹象，坏死组织与健康组织存在明显的界限。③复查足部 X 线平片发现，趾骨遭到破坏但没有累及跖趾关节与附近关节的骨松质。④局部是否有大小合适的皮瓣。若足部不具备上述条件，且患者足部缺血严重，足部感染重，坏死组织多，骨质已破坏，且局部皮瓣过少，建议截趾后不缝合为好。

　　同时，糖尿病足坏疽缝合后应密切关注以下几点：①术中缝线力度是否过大，缝线是否疏松，避免

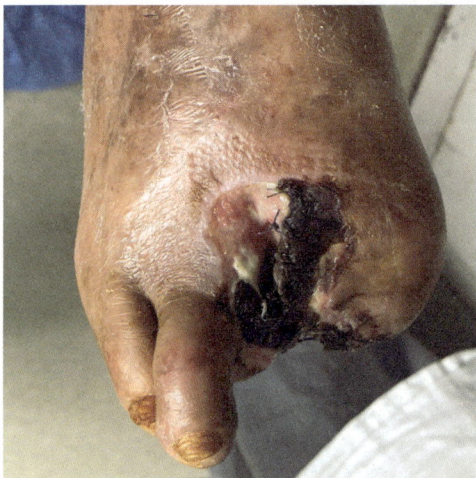

🌸 糖尿病足坏疽截趾术后缝合再感染，可见手术缝线

缝线过紧、过密。若出现足趾缝合皮缘变黑坏死，应及时拆除缝线。②若截趾缝合后患者疼痛剧烈，应拆除缝线。③足趾残端有无红肿，有无沿肌腱走行皮肤肿胀、疼痛，有无局部张力增高，特别是足背、足心处，若有应及时拆线，避免沿肌腱走行脓肿形成。④术后应避免负重下地活动，规律酒精消毒、湿敷换药。

（四）糖尿病足底胼胝溃疡如何清除？

胼胝合并感染是导致糖尿病足溃疡的常见诱因，去除胼胝至关重要。胼胝的清除并不能一劳永逸，应循序渐进地清除胼胝，避免激进清创。清除胼胝后予聚维酮碘消毒，包扎。同时，在积极控制基础病、降糖、降脂、改善循环、营养神经、控制感染、加强营养等综合治疗的前提下，注重足部清洁，定期清洗，以及外用维生素 E 保持局部润泽。

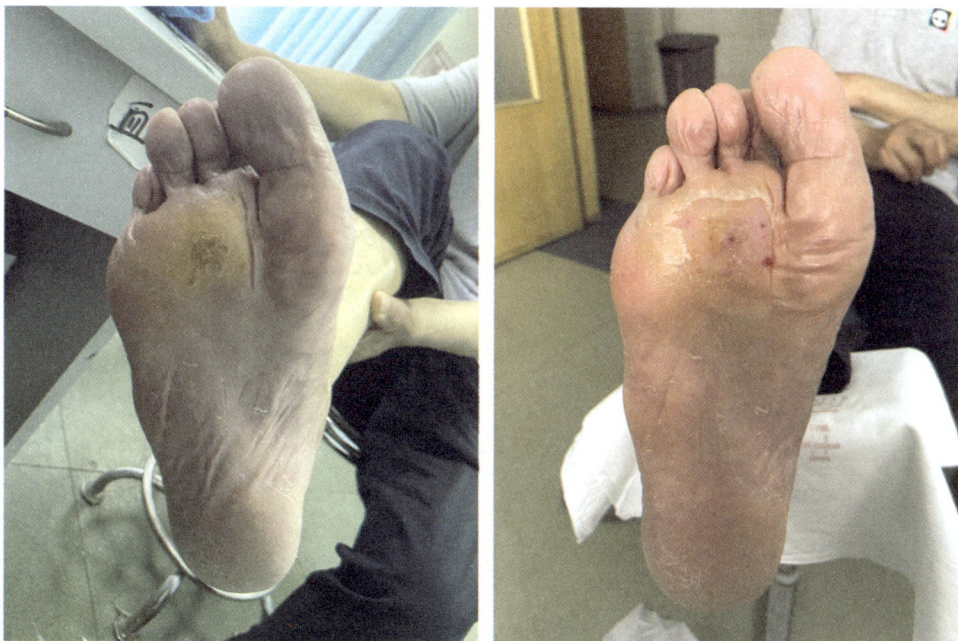

🍀糖尿病足底胼胝未破溃，清除胼胝前后

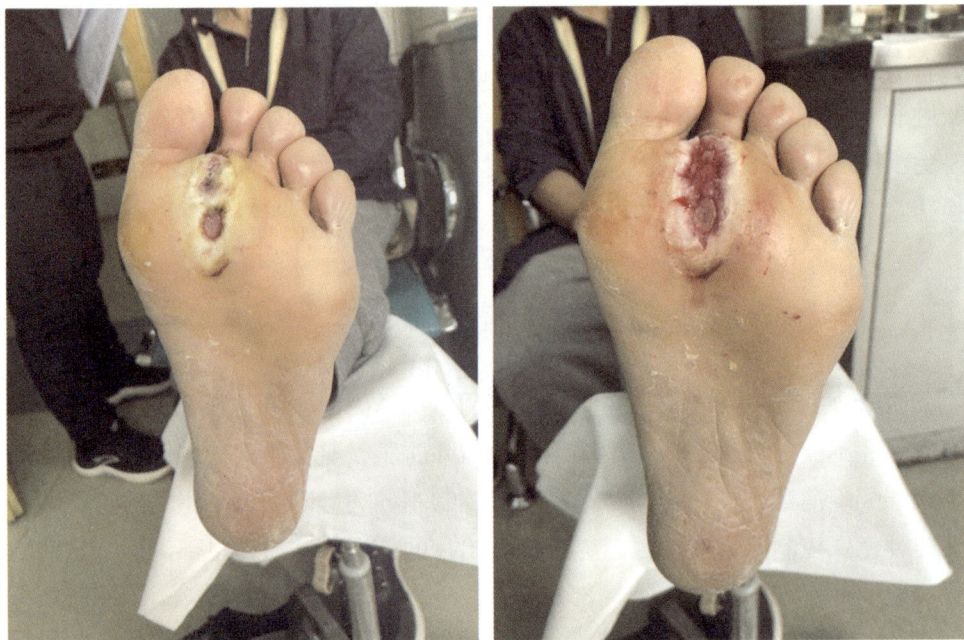

✿糖尿病足胼胝破溃，清除胼胝前后

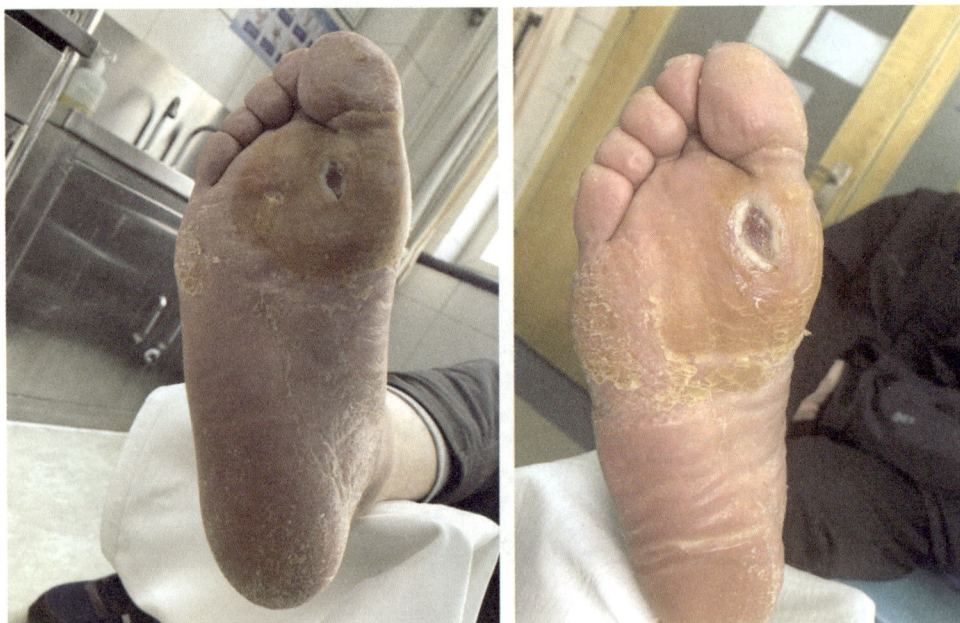

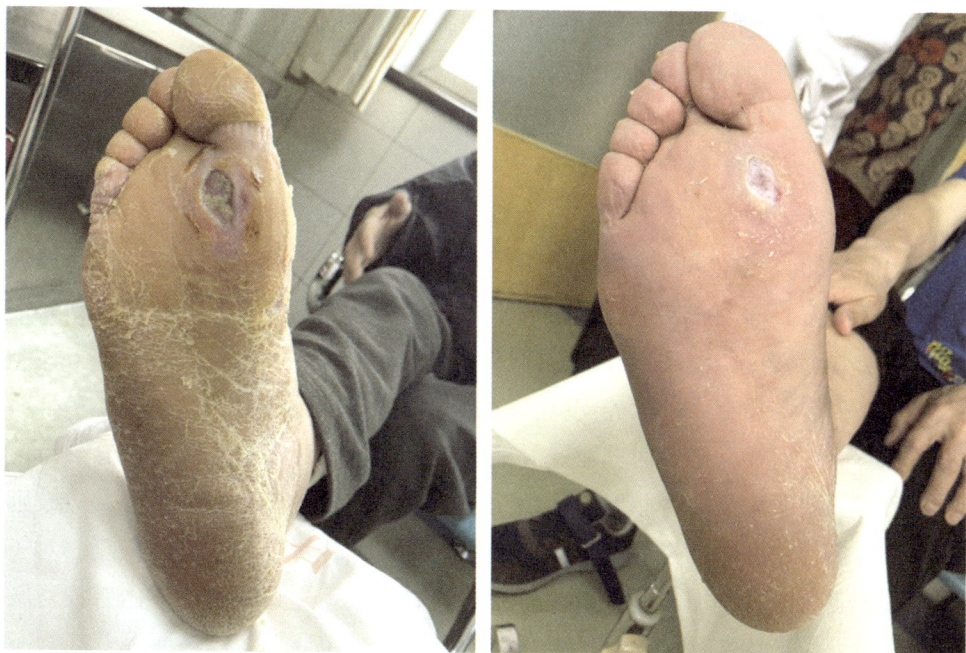

🍀 糖尿病足胼胝破溃，干燥脱屑，清除胼胝前后，外用维生素 E 乳润泽

（五）糖尿病足溃疡患者如何正确加强营养？

糖尿病足溃疡患者应在加强血糖监测的基础上调整好降糖等控制基础病的方案，以保证营养支持的安全性和有效性。或可从以下几方面进行尝试。

1. 为胃减负担，减少不必要药物的应用

糖尿病足溃疡患者大多具有高龄、病程长、并发症多的特点，多数患者使用治疗糖尿病足溃疡及其并发症的药物多达数十种，常有患者抱怨"吃药都吃饱了，哪还有胃吃别的东西"。笔者认为临床中并不是使用药物的种类、吃药的数量越多越好，要想取得切实的临床效果，据患者整体状况和病情需要动态调整药物才是最好的选择。因此，精简口服药物，减少不必要药物的应用，为胃减负担，笔者认为这是糖尿病足溃疡患者加强营养的第一步。同时笔者认为，为胃减负担应注重减少营养物质的流失。糖尿病足溃疡患者糖尿病病史长，合并肾功能不全者多，多见神疲纳少、肢体水肿、大量蛋白尿，多属中医学"脾

肾阳衰"之证，此时或可充分发挥中药健脾益肾、回阳生肌的作用，在消除肢体水肿、减少蛋白尿的同时促进局部创面向愈。

2. 为胃添动力，鼓励患者增加经口摄入量

中医学认为脾胃是后天之本、气血生化之源，即人体的气血是由脾胃将食物转化而来的。糖尿病足溃疡病情阶段不同而对营养需求有所不同，据糖尿病足溃疡病情需要而动态调整经口营养方案是加强营养的第二步。特别是糖尿病足溃疡合并感染重，溃疡累及范围广、层次深，需要手术清除失活组织、控制感染时，多需要强有力的营养支持，加强营养并非单纯的增加经口摄入量，应据患者病情的需要，必要时输血、补充白蛋白、胃管注入或全肠外营养支持治疗。而对于糖尿病足溃疡脓腐失活组织已清除，脾胃功能偏弱的患者，应鼓励患者少食多餐，循序渐进地增加经口摄入量，有效促进胃肠功能的恢复。对于糖尿病足溃疡恢复期患者，更应注重规律定时定量地经口进餐，不做有损胃肠功能的事，如暴饮暴食、贪凉饮冷、嗜食辛辣肥甘等。

3. 为患者树信心，有效促进创面愈合

中医学认为，"情欲之感，非药能愈"。部分糖尿病足溃疡患者因病灶疼痛、长期不愈存在心情低落、脾气暴躁等心理问题，甚至自暴自弃不愿进食，靠增加药物提高进食量，效果差强人意。笔者认为，对此类患者有效促进创面愈合，为患者树立战胜疾病的信心，让其看到治疗效果或希望是加强营养的关键，即所谓"心病还须心药医"。一方面，患者及患者家属要密切配合，患者家属多鼓励患者并协助其完成清洗、换药、进食等日常事务。另一方面，医者可通过正确的功能锻炼、及时的床旁清创换药，以及借助血管介入、负压、植皮等现代技术积极促进创面向愈。

（六）下肢皮肤溃疡能洗吗？

下肢静脉溃疡俗称"老烂腿"，是临床常见的难愈性慢性皮肤溃疡之一。其发病机制复杂，确切的病因并不清楚，以持续性静脉反流和静脉高压多见。导致下肢静脉溃疡反复不愈的因素较多，常见的有局部创面多重耐药感染（以

铜绿假单胞菌感染为主）、合并下肢血运障碍（多伴间歇性跛行、静息痛、足趾发绀等）、合并自身免疫相关性疾病（如脓皮病、血管炎等）、个人生活习惯差（如长期负重站立、体形肥胖且长期便秘、嗜食辛辣烟酒等）和患者自身防护或家属陪护缺失（如不注重局部卫生、反复搔抓刺激皮肤、缺乏规律有效的序贯治疗）。

"老烂腿"正确的清洗不仅可以减少溃疡创周污浊，促进局部肿胀消退，而且可以减少创内炎性分泌、促进创面愈合。

1. 下肢静脉溃疡患者清洗前应该做好以下几点：

（1）完善下肢血运评估：可以完善患肢下肢血管超声，评估下肢缺血程度，若缺血严重，禁止泡洗患肢，建议其温水擦拭或冲洗患肢为主。

（2）适宜的清洗水温和时间：建议清洗患肢的水温度保持在37℃以下，清洗的时间以 5 ~ 15 分钟为宜。

（3）注意患肢的病变：若患肢病变以急性感染为主，皮肤红肿，皮温升高，可见沿静脉走行的淋巴管炎，疼痛剧烈，建议清洗以清水淋洗为主。若患者病变以慢性溃疡为主，当下肢血运不存在明显障碍时，可据创周污浊程度建议适当泡洗患肢；若下肢血运差，则以温水擦拭为主。

（4）注意基础病情况：特别是合并糖尿病的患者，应规律监测并调控血糖，使血糖处于相对平稳的水平，避免在过饱、过饿状态下泡洗。

2. 下肢静脉溃疡患者清洗后，可以做好以下几点以防止其感染加重：

（1）清洗下肢溃疡后彻底擦干患肢及足趾间水渍，除去快要脱落的皮屑、药痂，外用维生素 E 乳润泽肌肤，防止干燥皲裂。

（2）清洗后要重新彻底消毒、换药包扎，及时更换内外层敷料。

（3）患者自身或患者家属协助患者适当进行屈伸锻炼，避免长期不运动致下肢肌肉萎缩；夜间抬高患肢15°~ 20°。

（4）患者自身或患者家属要增强保护意识，避免患肢外伤，避免搔抓、外用暖宝宝贴敷患肢小腿。

（5）患者规律随诊，不适及时就诊。

第二部分：

30 种常见疮疡
血管类病

一、疮疡类病

（一）骶尾部的"后顾之忧"——藏毛窦

22岁的张某是一位因"骶尾部红肿、破溃、流脓"间断于门诊换药治疗再次愈合的患者。回想起自己的治疗经历，张某表示非常无奈——骶尾部破溃流脓反复已经5年多了，"不明白为什么骶尾部老是那一个地方红肿破溃流脓"。原来17岁时张某骶尾部曾起"痘痘"，红肿，自行破溃流脓后没有什么不舒服，就没有太在意。自此以后每隔2～3个月，骶尾部原来起"痘痘"的地方就会再次红肿，慢慢破溃、流脓就又愈合。张某曾就诊于多家医院，考虑"毛囊炎？藏毛窦？"，亦曾住院手术治疗，术中未发现毛发类物，慢慢愈合后还是反复。近半个月张某因为骶尾部再次起"痘痘"，局部红肿伴疼痛，就诊于我院，医生查看患处：骶尾骨背侧可见黄豆粒大小的脓肿，破溃，由骶尾远侧向近端挤压可见脓性分泌物，偶有疼痛。结合患者体胖、骶尾部毛发旺盛、久坐等特点，考虑"藏毛窦可能性大"，中医称之为"潜毛窦或尾闾窦道"，遂予中医化腐清创术局部通畅引流，外用红纱条规律换药，并告诫忌辛辣、久坐，保持局部清洁，破溃逐渐愈合。骶尾部为什么会反复起小"痘痘"？为什么手术和吃药都治不好？有什么方法可以预防其发生吗？下面我们来聊一聊，骶尾部的小"痘痘"为什么会成为我们的"后顾之忧"。

1. 什么是藏毛窦？需要治疗吗？

藏毛窦是指在骶尾部臀间裂的软组织内形成慢性窦道或囊肿的疾病，内藏毛发是其典型特征，很难自愈。

其多发生于多毛、肥胖的20～30岁男性患者，无传染性。

并不是所有的藏毛窦都内含毛发，亦可见皮脂腺组织和碎屑等。

藏毛窦的高危人群：先天骶尾部发育不良、多毛体质、肥胖、骶尾部皮肤损伤、久坐的年轻人。

藏毛窦典型的症状包括臀缝上方或附近有一个或多个凹坑，可看见针眼大小的皮肤开口、小孔。患者一般无特殊不适，或仅自觉骶尾部突起，可摸到皮下包块，有时感觉骶尾部疼痛和肿胀。此时多不需要治疗，平素注意皮肤清洁卫生即可。当藏毛窦合并感染，骶尾部发生急性脓肿（局部有红、肿、热、痛，脓肿破溃、流脓）或反复破溃、流脓，影响患者生活质量时则需及时就诊，必要时手术治疗。

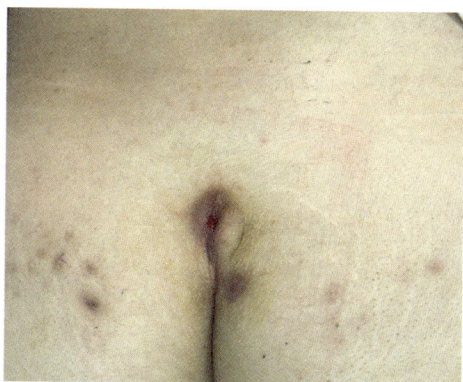
★骶尾部藏毛窦：探查可及窦道，触之可见脓性分泌物

2. 藏毛窦发病的原因是什么？会遗传吗？

藏毛窦的发病原因可能为：

（1）先天遗传因素：髓管残留或骶尾缝发育畸形，一般见于出生后的儿童。

（2）后天获得性疾病：①毛发长入皮肤。毛发刺入皮肤，形成刺入性窦道，久坐、颠簸加深窦道，窦道中可发现毛发。②皮下组织感染形成窦道。

目前暂无数据支持其具有遗传性。

3. 藏毛窦是否需要手术治疗？手术能根治吗？

藏毛窦合并感染，骶尾部发生急性脓肿，或经外科手术引流后炎症消退，再次复发者建议手术治疗。因为骶尾部藏毛窦破溃、流脓反复发作或经常渗出易形成慢性窦道或瘘管。临床表现为在骶尾部中线皮肤处可见不规则小孔，周围皮肤红肿变硬，常有瘢痕，有的可见毛发。探针探查可及浅腔、窦道，挤压时可排出稀淡臭液体，有时可并发脓肿和蜂窝织炎，甚至癌变。

藏毛窦经手术治疗一般可以根治，但其亦易复发。复发原因：皮肤皮损感染、免疫力低下、手术切除不完全（慢性窦道数量较多且走行比较复杂）等。

4. 如何预防藏毛窦的发生，减少其复发？

（1）养成良好的个人卫生习惯，保持皮肤清洁，避免外伤。

（2）适当锻炼，避免久坐。

（3）合理饮食，控制体重。

（4）据骶尾部藏毛窦病灶情况，规律治疗（术后创面换药）。

（5）据骶尾部毛发情况定期清除。

典型案例：

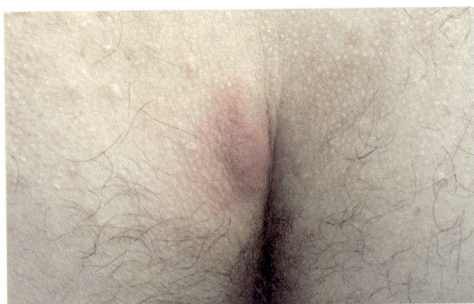
❀ 骶尾部藏毛窦治疗前

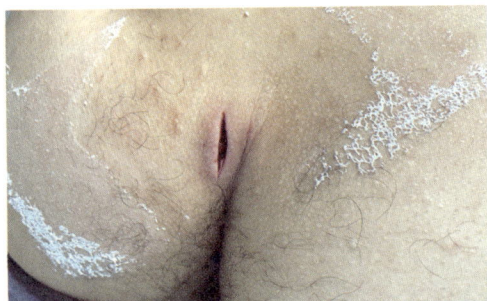
❀ 骶尾部藏毛窦治疗中

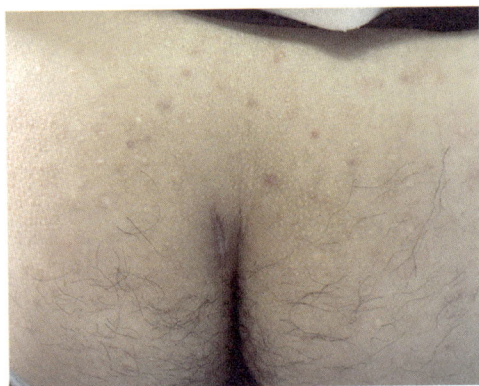
❀ 骶尾部藏毛窦治疗后

（二）妈，我屁股上长了个"疖"

16 岁的赵某是一位因"左臀部皮肤红肿、疼痛 20 天"而于门诊行体表脓肿切开引流术后，规律换药后痊愈的患者。回想此次治疗前的经历，赵某表示"都怪自己太粗心，喝酒、吃辣的"。原来 3 周前赵某左臀部起了个如绿豆大小的"小包"，当时母亲就告诫他别挤，别喝酒、吃辣的，他虽然口头答应了，但心里一点没把母亲的话放在心上。1 周前赵某约朋友骑行结束后聚餐吃川菜，还偷偷喝了点酒，仅 3 天，左臀部红肿就增大至枣核大小，并且疼痛剧烈。在母亲的陪同下，赵某就诊于我院，医生考虑其为"疖、软组织感染"。由于赵某左臀部疖已成脓，且疼痛剧烈，影响活动，医生遂于门诊局部麻醉下行切开引流术，当天夜里赵某就感觉到疼痛明显减轻，不影响活动。术后规律红纱条换药 2 周，并忌辛辣刺激之品，注意局部卫生，赵某现已痊愈。小疖子不就是毛囊炎吗？是什么原因导致它突然变大、感染加重？手术是治疗疖的唯一方法吗？有什么方法可以预防？带着这些问题，让我们一起认识一下"疖"。

1. 什么是疖？与毛囊炎是一回事吗？

疖是一种急性化脓性毛囊和毛囊周围的感染，多发或者反复发作者称为疖病。其主要致病菌是金黄色葡萄球菌。疖好发于面颈、臂及臀等部位，初起为毛囊性炎症性丘疹，逐渐增大成为红色的硬性结节，有疼痛及压痛。一般 2 ~ 3 天后结节化脓坏死而形成脓肿，中心若有坏死可排出脓栓、脓液和坏死组织，严重者可形成瘢痕。

毛囊炎为整个毛囊细菌感染发生化脓性炎症。初起为红色丘疹，逐渐演变成丘疹性脓疱，孤立散在，自觉轻度疼痛。疖在成人主要发生于多毛

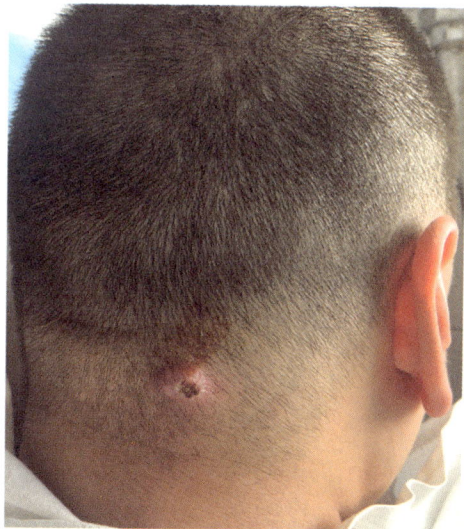
🍀 头部疖

的部位，在小儿则好发于头部，皮疹有时可互相融合，愈后可留有小片状秃发斑。

疖与毛囊炎不是一回事，疖是毛囊炎向深部进一步的发展，程度上较毛囊炎感染范围更广。但二者均为细菌性感染引起，治疗上有相似之处。

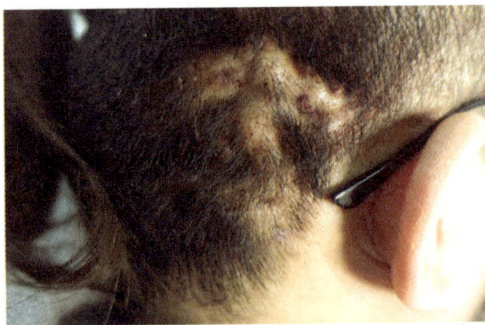
🍀头部毛囊炎

2. 疖发病的原因是什么？会恶变吗？

疖发病的主要原因是细菌感染，不会发生恶变。但对于发生在面部危险三角区（从鼻根到两口角）的疖要避免挤压，此区域有丰富的淋巴管及血管网且与颅内血管相通，可引起海绵窦血栓性静脉炎、败血症甚至脑脓肿等。

3. 疖需要手术吗？

疖不一定需要手术治疗。

（1）早期轻症疖，局部红肿坚硬，可暂不手术治疗，外用消炎药膏如莫匹罗星软膏、复方多黏菌素 B 软膏、夫西地酸乳膏等，或芩柏软膏、复方化毒膏（清热解毒、消肿散结）。

（2）晚期脓成或未溃的疖应及时手术通畅引流，外用祛腐生肌类药物治疗。

（3）多发性疖，局部无红肿热痛，无引流不畅者亦不需要手术治疗，可内服中药汤剂治疗。

4. 疖病如何预防？

（1）注意个人卫生，定期清洁衣物。

（2）荤素搭配，营养均衡，忌辛辣。

（3）局部出现毛囊感染，忌挤压，规律碘伏消毒。

（4）对高龄、营养状况差，合并糖尿病、免疫性疾病的患者，定期周身检查。

典型案例：

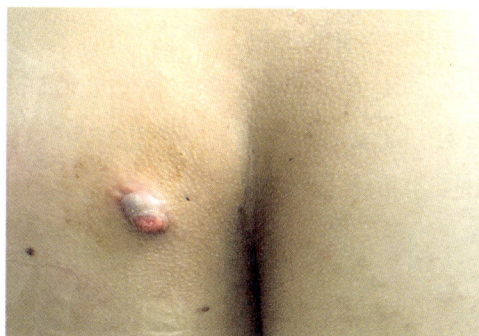

🍀臀部疖治疗前

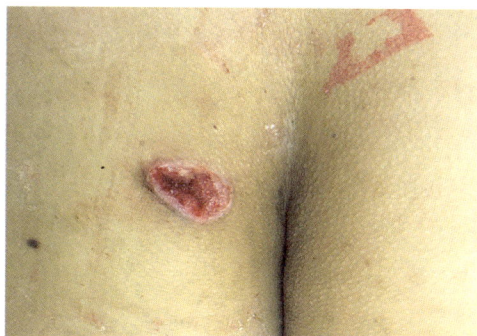

🍀臀部疖治疗中

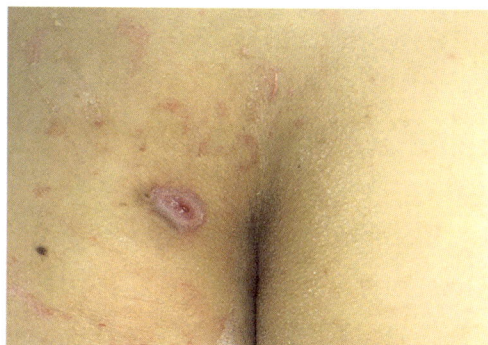

🍀臀部疖治疗后

（三）丹毒不是毒，失治误治危害大

　　63 岁的王阿姨是一位因"左下肢皮肤红肿疼痛半个月"就诊于门诊的患者。回忆此次得病经历，王阿姨说自己没有外伤，半个月前下雨，她穿拖鞋出门后，回来就感觉左下肢酸沉肿胀，皮肤烧灼感，触碰感觉疼痛，无咳嗽、流涕，曾就诊于社区医院，查血提示白细胞计数、中性粒细胞百分比升高，静脉滴注消炎、抗病毒药物 1 周后左下肢肿胀、烧灼感减轻，局部皮肤仍红，伴间断疼痛。后就诊于问我院，追问病史，患者患有足癣多年，常年皮肤干燥，爱搔抓皮肤，予完善血凝相关检查未见异常，左下肢血管超声未见异常，考虑"丹毒"，结合患者舌脉，辨证为湿热下注证。予内服中药汤剂清热除湿汤加减，外用紫色消肿膏＋芙蓉膏解毒消肿止痛，并建议其积极控制足癣，清洗足部后外用抗真菌药物达克宁，适当抬高患肢，避免剧烈运动，保持皮肤清洁润泽，忌牛羊肉、搔抓等，10天后患肢皮色恢复正常。然而令王阿姨十分不解的是，为什么下雨天蹚水会感染丹毒？丹毒是什么病毒感染吗？为什么静脉滴注消炎药物后下肢皮肤还是红？中医治疗丹毒有什么好的方法？如何预防丹毒的发生和减少其并发症？下面我们来聊一聊丹毒是什么，治疗不及时或误治有什么危害。

1. 什么是丹毒？会传染吗？

丹毒是皮肤淋巴管网受乙型溶血性链球菌侵袭感染所致的急性非化脓性炎症。其好发于下肢与面部，多由皮肤或黏膜的破损处侵入，也可由血行感染继发引起。丹毒是由细菌感染引起的，不会传染。

2. 丹毒有什么临床表现？

（1）先驱症状：发病前可有全身不适、寒战、恶心等症状。

（2）典型皮损：水肿性鲜红斑，表面紧张发亮，压之褪色，皮损表面可出现含有浆液或脓性分泌物的水疱或大疱，自觉灼热疼痛，可伴发淋巴管炎及淋巴结炎。

（3）部位：多见于颜面、小腿部，面部损害发病前常存在鼻前庭炎或外耳道炎，小腿损害常与脚癣有关。

（4）预后：容易反复，易转为变性，易致慢性淋巴水肿（象皮肿）。失治误治，会引发坏疽、败血症、感染性休克及化脓性淋巴管炎等并发症。愈后可遗留有色素沉着，无瘢痕。

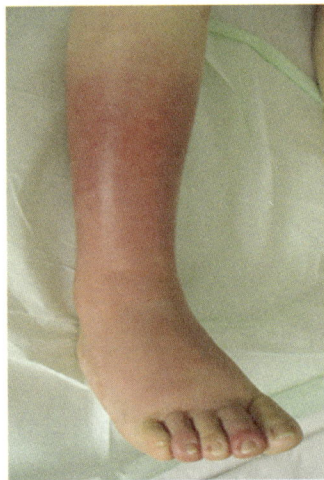

❀ 水肿性鲜红斑，表面紧张发亮，压之褪色

3. 下肢丹毒能热水泡脚或热敷吗？

不能。下肢丹毒常可见下肢肿胀，其发病原因是细菌感染导致皮肤真皮层

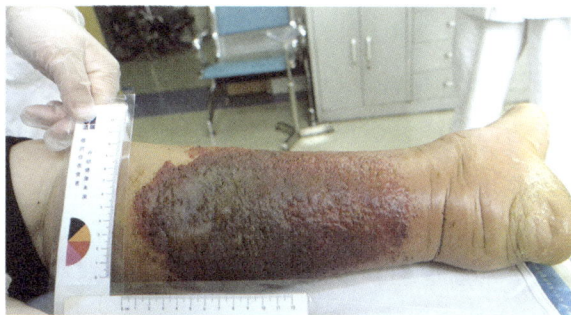

🍀 丹毒重者，皮损表面可出现含有浆液或脓性分泌物的水疱或大疱，自觉灼热疼痛

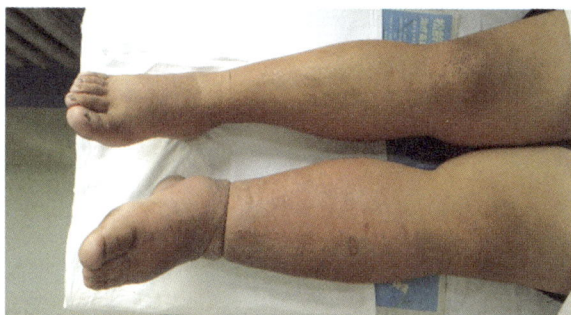

🍀 丹毒反复发作形成象皮肿

高度水肿，血管及淋巴管扩张，此时热水泡脚或热敷会造成丹毒部位的毛细血管更加扩张，加重局部的炎症反应。可以采取以下措施：

（1）及时进行消炎治疗，控制原发病灶（足癣、外耳道炎等）。

（2）规律作息，减少剧烈运动（长时间行走）。抬高患肢，急性期局部可适当冷敷。

（3）外用具有清热凉血消肿功效的药膏（紫色消肿膏、芙蓉膏）等。

（4）规律清水冲洗，保持皮肤清洁润泽。

4. 丹毒除了服用消炎药物外，还有什么好的治疗方法吗？

丹毒治疗以抗生素为主，早期、及时、足量、高效的抗生素治疗可控制病情蔓延，防止复发。当丹毒转为慢性时，中药内服＋外治治疗慢性丹毒更具有优势。

5. 如何预防丹毒？

预防丹毒发生或复发，应注意以下几点：

（1）保持皮肤清洁润泽，避免虫咬、外伤等。

（2）早期规律治疗足癣、外耳道炎等。

（3）合并下肢静脉功能不全者，平素应穿弹力袜。

（4）控制体重，荤素搭配，规律锻炼，减少负重剧烈活动。

防止丹毒加重，应注意以下几点：

（1）避免滥用消炎药膏。

（2）避免剧烈活动、长时间行走。

（3）禁烟戒酒，禁食辛辣。

（4）保持局部清洁，特别是水疱破裂后禁止用纸巾湿敷、毛巾包裹，可用适量清水冲洗。

6. 北京中医医院治疗丹毒有什么特色？

北京中医医院治疗丹毒除了常规中药内服汤剂外，经过多年临床经验的积累形成了一批疗效显著、物美价廉的院内制剂：①口服制剂：如清热除湿汤、除湿丸等，多用于局部皮肤焮红肿胀、水疱、灼热疼痛的丹毒患者。②外用制剂：如清热消肿洗剂、黄连膏、紫色消肿膏、芙蓉膏等，多用于急性初期皮肤焮红肿胀、疼痛的患者。

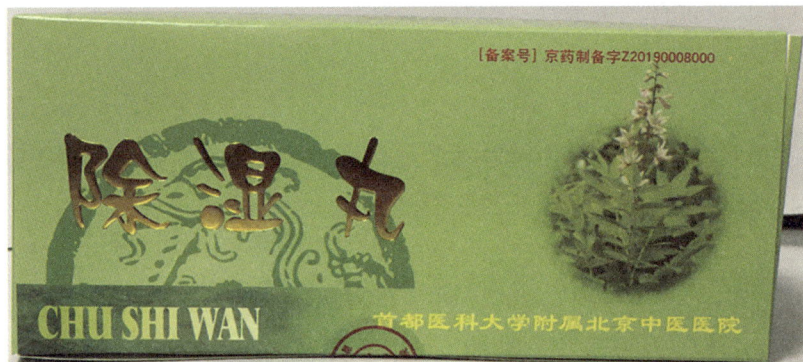

♣ 除湿丸：主要用于湿热蕴于血分证。功效：清热凉血，祛湿解毒。多用于治疗丹毒症见下肢皮肤红肿疼痛，皮温高，大便干，小便黄，伴舌红、苔黄腻、脉滑者

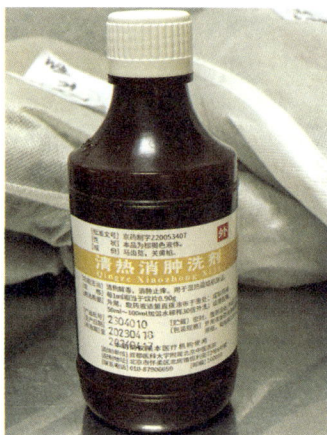
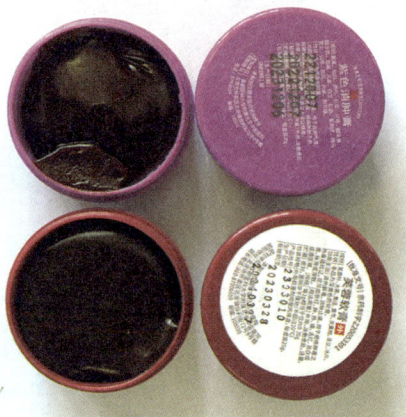

🍀清热消肿洗剂：主要用于湿热蕴结肌肤证。功　🍀紫色消肿膏、芙蓉膏：主要用于湿热瘀结证。
　效：清热解毒，消肿止痒。多用于治疗丹毒症　　功效：清热消肿，活血止痛。多用于治疗
　见下肢皮肤红肿疼痛，皮温高，有水疱者　　　　丹毒无破溃者

典型案例：

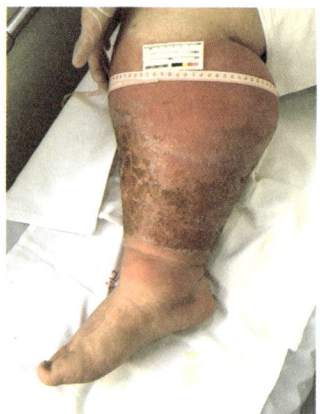
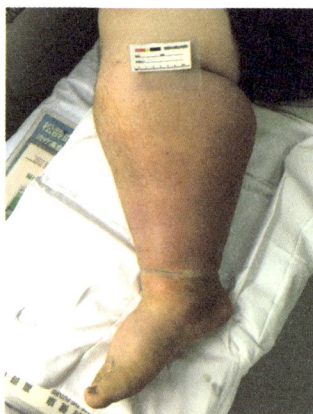
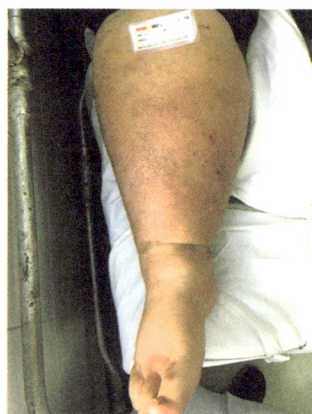

🍀丹毒治疗前　　　　　　　　🍀丹毒治疗中　　　　　　　　🍀丹毒治疗后

（四）蜂窝织炎是被蜜蜂蜇了吗?

　　32 岁的董小姐是一位因"右足背红肿疼痛 14 天"就诊于门诊，而行局部
切开引流术、规律换药后痊愈的患者。回忆此次就诊经历，董小姐懊恼地说"怪

自己不听医生的话"。半个月前董小姐右足背突然肿胀，如枣核大小，轻度疼痛，触碰局部软，曾就诊于医院，医生考虑"软组织感染"，建议切除，因她自己害怕手术就选择了外用消炎药外涂，效果不佳后，又网购拔毒药膏继续外涂，没想到1周后红肿越来越大，并且如鸡啄感跳痛，影响活动，再次就诊于医院，予完善足部X线、浅表软组织超声检查，骨质未见异常，右足背脓肿形成，考虑"蜂窝织炎"（中医称之为"痈"），再次建议手术治疗。看董小姐犹豫不决，医生详细讲解了蜂窝织炎，并介绍了手术切开引流的必要性。董小姐最终选择手术切开引流，第二天疼痛减轻大半。之后约半个月红纱条规律换药，配合中药汤剂四妙勇安汤加减治疗后，董小姐足背破溃痊愈。令董小姐十分不解的是，她又没被蜜蜂蜇，为什么足背会得蜂窝织炎呢？蜂窝织炎需要怎么治疗呢？下面我们来聊一聊，蜂窝织炎是被蜜蜂蜇了吗？其治疗必须手术吗？有什么方法可以预防其发生或加重？

1. 什么是蜂窝织炎？会传染吗？

蜂窝织炎是发生在皮下疏松结缔组织的急性弥漫性化脓性感染。其特点是不易局限，且迅速扩散，与正常组织无明确界限。蜂窝织炎的致病菌多为溶血性链球菌和金黄色葡萄球菌。该病好发于下肢、足背、颜面、外阴、肛周等部位，不具有传染性。

2. 蜂窝织炎会自愈吗？是否需要手术治疗？

蜂窝织炎不能自愈，发病部位不同，其严重程度也不同。其临床表现为皮肤弥漫性红肿，边界不清，局部有剧痛，凹陷性水肿，不软化破溃，愈后形成瘢痕。患者可伴有高热、寒战等症状。四肢的蜂窝

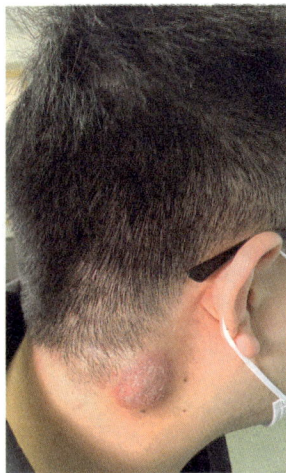
✿项部蜂窝织炎

织炎可能会引起肢体的坏疽，颌面部的蜂窝织炎可能会造成气道梗阻，引起患者通气困难，严重的化脓性感染还可能会引起败血症、感染性休克等并发症。

蜂窝织炎是否需要手术主要判断标准在于：

（1）局部脓肿是否形成。

（2）局部皮肤的张力及是否对邻近器官产生压迫。如口底及颌下蜂窝织

炎则应尽早切开减压，以防喉头水肿、压迫气管。为缓解皮下炎症扩散和减少皮肤坏死，在病变处做多个小的切口减压等。

3. 蜂窝织炎和丹毒是一回事吗？治疗有什么不同？

蜂窝织炎和丹毒不是一回事。丹毒是皮肤及其网状淋巴管引起的急性非化脓性炎症，致病菌以乙型溶血性链球菌为主，好发于下肢及面部，蔓延迅速，很少有组织坏死或化脓。疾病特点：起病急，常有头痛、畏寒、发热；患处烧灼样疼痛，皮损以边界清楚、鲜红色水肿斑为主，表面紧张发亮，有时伴小水疱形成，手指轻压褪色，松手很快复红；随着红肿区向外蔓延，中心区肤色变暗、脱屑，转为棕黄，常有复发倾向，复发时症状往往较轻；愈后遗留有色素沉着。

二者的治疗均以抗感染为主。蜂窝织炎多合并感染，通常需手术切开引流、减张。

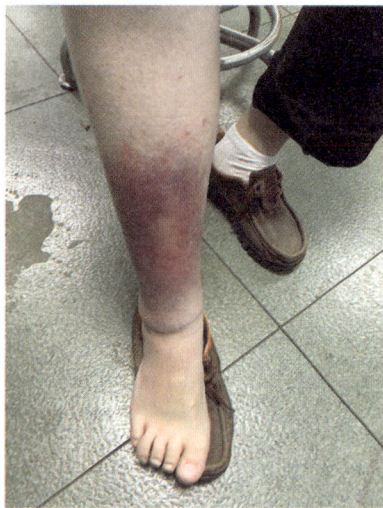
● 小腿丹毒

丹毒多不需要手术，且通过中药内服＋外治多可取得满意的疗效。对因丹毒反复发作导致的象皮肿，中医亦有显著的临床疗效。

4. 有哪些方法可以预防蜂窝织炎的发生？

蜂窝织炎的产生：原发者多为细菌通过皮肤小的损伤侵入皮下。继发性者通过其他局部化脓性感染直接扩散或由淋巴、血行感染所致。故其预防应从以下几方面入手：

（1）尽可能避免外伤，创伤者及时消毒处理。

（2）积极治疗局部感染。

（3）避免深静脉导管感染，及时更换导管。

（4）积极控制血糖，均衡饮食，适当锻炼。

典型案例一：

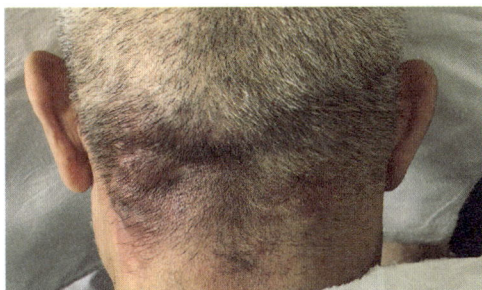

🍀 项部蜂窝织炎治疗前

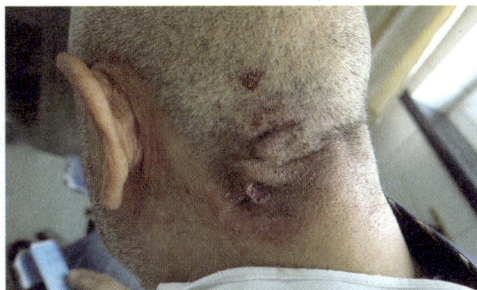

🍀 项部蜂窝织炎治疗中

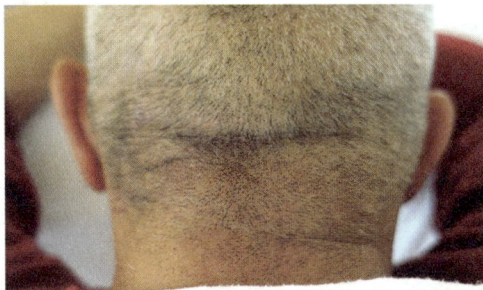

🍀 项部蜂窝织炎治疗后

典型案例二：

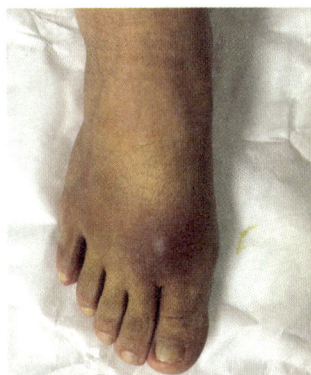

🍀 足背蜂窝织炎治疗前

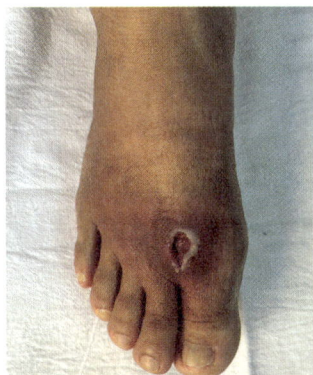

🍀 足背蜂窝织炎治疗中

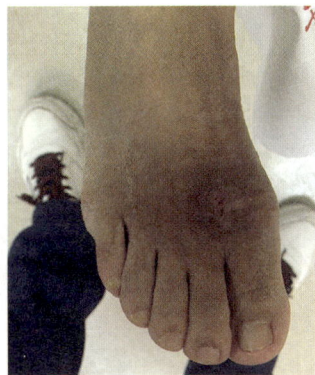

🍀 足背蜂窝织炎治疗后

（五）头部反复起包、流脓怎么办？

21 岁的宋某是一位因"头部反复起包、破溃流脓 3 年，加重 3 天"住院的患者。回忆起自己治疗的经历，宋某痛苦不已。多年前宋某头上间断起包，没有在意。上高中后宋某头上的包起的越来越多，如枣核大小，时有疼痛，可自行破溃，流脓后疼痛缓解，曾就诊于当地医院，考虑"脓肿性穿掘性头部毛囊周围炎"，口服＋外用消炎药物治疗可减轻，仍反复发作。半年前宋某曾于某三甲医院手术治疗，规律口服消炎、提高免疫力的药物，破溃愈合，但仍反复，且手术部位头发脱落，瘢痕明显。此次来我院住院，是因为头部包块再次形成，疼痛剧烈，口服消炎药物治疗效果不佳。住院前医生明确告知，手术无法根治，以通畅引流、减轻疼痛为主。脓肿性穿掘性头部毛囊周围炎，中医称之为蝼蛄疖，其发病机制并不明确，易诊断，难治疗，多以对症治疗为主。令宋某十分痛苦的脓肿性穿掘性头部毛囊周围炎到底是一种什么疾病？它有什么危害？有什么方法可以减轻痛苦？接下来，让我们一起学习一下脓肿性穿掘性头部毛囊周围炎。

1. 什么是脓肿性穿掘性头部毛囊周围炎？是否具有传染性？

脓肿性穿掘性头部毛囊周围炎（perifolliculitis capitis abscedens et suffodiens，PCAS）又称头部毛囊周围炎或头皮部分割性蜂窝织炎，是一种少见的头部慢性化脓性炎症性皮肤病，系多数聚集的毛囊炎及毛囊周围炎在深部融合后相互贯穿形成的脓肿。主要发病机制是毛囊角化过度而非感染，但可能发生细菌重叠感染，与自身免疫反应造成的组织破坏有关。

本病不具有传染性。

本病常与聚合性痤疮、化脓性汗腺炎、藏毛窦同时并发，且此 4 种疾病发病机制和组织病理变化均相类似，故有人将此 4 种疾病概括称为毛囊闭锁四联征。

2. 脓肿性穿掘性头部毛囊周围炎发病有什么临床特点？能否根治？

临床特点：

（1）通常发生在 18～40 岁男性，以头顶、枕部多见。

（2）初起为毛囊性丘疹，逐渐增大如黄豆至梅李大小之疖肿，根底坚硬，密集成串，继之形成脓肿，可自溃出脓。因治疗失时，致使脓泄不畅，疮内隔膜相裹，头皮串空，形成窦道，常压迫一个波动区域，可导致数厘米外头皮穿孔排脓。

（3）皮损处毛发脱落，愈后形成瘢痕（瘢痕性秃发）。

（4）病程长，易反复。

本病的治疗多为对症治疗，无法根治。

3. 脓肿性穿掘性头部毛囊周围炎有什么危害？

（1）易影响患者心情——病程长，易反复；病损处脓疱疼痛，破溃，流脓；病灶愈合处易形成瘢痕性秃发。

（2）易给患者生活、工作带来一定的影响——影响患者外貌。

4. 脓肿性穿掘性头部毛囊周围炎有什么预防方法？

（1）保持头部皮肤清洁，避免搔抓感染。

（2）避免进食辛辣刺激之品，规律生活作息。

（3）忌烫染头发。

（4）脓肿破溃避免挤压、乱用消炎药物。

典型案例：

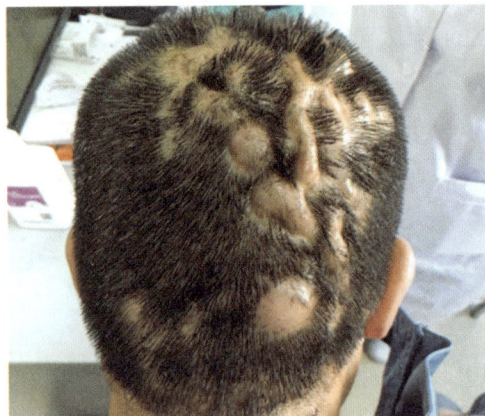

如梅李样大小，三五相连，呈蝼蛄窝状盘于头顶部。有时溃破流脓，或分泌黏稠样物。皮损处毛发脱落，愈后形成瘢痕

（六）小小粉瘤藏皮脂，合并感染大麻烦

47 岁的王师傅是一位因"后背部体表肿物多年，1 月余前红肿疼痛"而行体表肿物切除术后，近期刚愈合的患者。回想起自己治疗体表肿物的经历，王师傅说"都怪自己粗心大意"。原来王师傅后背部的体表肿物多年来一直枣核大小，不红不肿亦无疼痛。1 个多月前王师傅与朋友吃火锅、喝酒后出现后背瘙痒，搔抓后致局部皮肤破溃，未予重视。其后局部皮肤红肿逐渐加重，肿大如馒头，疼痛剧烈，发热，体温最高达 38.5℃，且后背伸屈活动不利，进食不佳。王师傅来到我院，查血常规示白细胞计数、中性粒细胞百分比、C 反应蛋白明显增高，考虑"皮脂腺囊肿合并软组织感染"（中医称之为"脂瘤染毒"）。由于王师傅发热，且局部已化热成脓，医生遂予局部麻醉下行中医化腐清创术切开引流，引流出脓液量约 40mL，中药内服治以托里解毒为主，方药以托里消毒散合四妙勇安汤加减。切开引流后当晚王师傅体温即恢复正常，疼痛减半。此后的 20 多天里，王师傅隔日门诊随诊，中药内服继以托里消毒散加减，中医外治以红纱条祛腐生肌配合蚕食清创规律换药，伤口逐渐愈合。体表小小的皮肤肿物为什么会突发感染？能不能不用手术而自行消退？如何减少其发生感染和促进其术后愈合？下面我们来聊一聊，体表小肿物到底是如何酿成大麻烦的？

1. 什么是皮脂腺？有哪些特点？

皮脂腺是附属于皮肤的一个重要腺体，其分布范围广，以头面、胸骨附近及肩胛间皮肤最多。皮脂腺可分泌皮脂，皮脂经导管进入毛囊，再经毛孔排到皮肤表面。

皮脂腺的特点：其分泌受内分泌（如雄激素和肾上腺皮质激素）、外界温度、皮表湿度、年龄、饮食等因素的影响。如皮脂腺在幼儿时皮脂分泌量较少，青春发育期分泌活动旺盛，35 岁以后分泌量逐渐减少。在夏季气温高时，皮脂分泌量较多；在冬季气温低时，皮脂分泌量减少。同时，油腻、辛辣刺激、高热量饮食亦可使皮脂分泌量增加。

2. 什么是皮脂腺囊肿？

皮脂腺囊肿俗称粉瘤，是一种皮脂分泌物淤积性疾病。其成因主要是皮脂

腺导管阻塞，皮脂腺分泌物淤积。

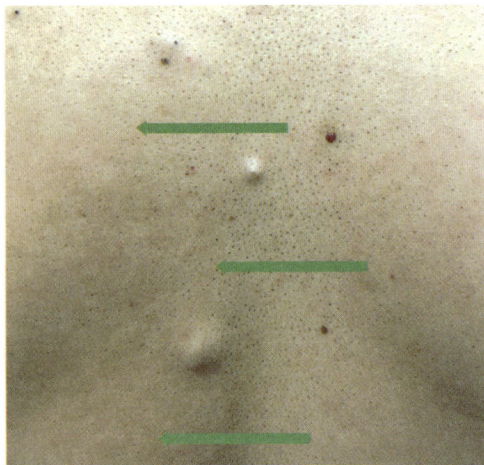

🍀多个皮脂腺囊肿，其间可见小黑点

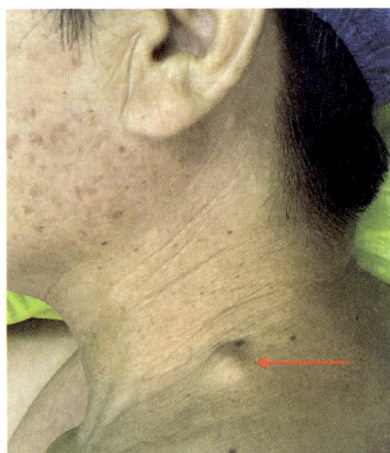

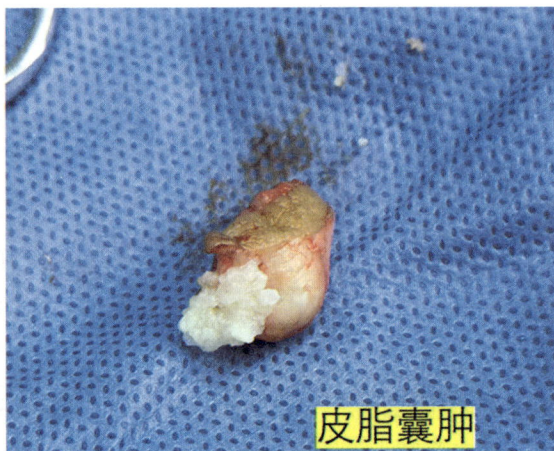

🍀皮脂腺囊肿完整切除后：病灶内可见白色皮脂样分泌物

3. 皮脂腺囊肿的临床表现是什么？

皮脂腺囊肿多为无痛、质软球形突起的肿物，可单发或多发，表面光滑，与皮肤有粘连，不易推动。其隆起部位上常可见皮脂腺开口受阻塞的小黑点，多可挤出油脂样内容物。一般无自觉症状，如继发感染时，局部可红肿疼痛，破溃后其内容物多为白色豆腐渣样物，气味臭秽。

4. 皮脂腺囊肿多见于哪些人群？好发于哪些部位？

皮脂腺囊肿多见于青壮年，男性多于女性。其多发生于颜面部、颈部、后背部、耳背、腋窝这些皮脂腺分泌旺盛或不容易被清洗到的部位。

5. 皮脂腺囊肿有无良性、恶性之分？

皮脂腺囊肿属于良性病变，一般不会恶变。

6. 皮脂腺囊肿和痘痘是一回事吗？

皮脂腺囊肿和痘痘不是一回事。痘痘又称青春痘，一般指寻常痤疮，是一种慢性炎症性皮肤病，以好发于面部的粉刺、丘疹、脓疱、结节等多形性皮损为特点。

7. 皮脂腺囊肿要怎么治疗？

皮脂腺囊肿一般无自觉症状，常不需处理。若合并感染，局部焮红肿胀、疼痛剧烈，影响肢体活动、影响美观，或伴发热等，则需手术切除。

皮脂腺囊肿合并感染属于中医学"脂瘤染毒"范畴，中医治疗多根据疾病的不同阶段而采用中药内服＋外治等综合疗法。

（1）初期：局部皮肤微红，皮温轻度升高，触之发硬，微痛，可中药内服仙方活命饮加减，配合紫色消肿膏＋芙蓉膏消肿解毒止痛。

（2）中期：皮肤焮红肿胀，皮温明显增高，疼痛剧烈，局部张力高，仍未破溃时，可内服中药四妙勇安汤合仙方活命饮加减，配合复方化毒膏＋铁箍散软膏解毒、箍围、止痛，促进红肿局限，脓液外出；若局部皮肤红肿疼痛，破溃，局部引流不畅，可予中医化腐清创术通畅引流，中医内服予托里消毒散固护正气、托毒外出，中医外治予红纱条通畅引流。

（3）后期：局部红肿消退，皮肤破溃，脓液逐渐减少，可据患者整体情况，内服中药八珍汤加减，扶正解毒生肌，继予红纱条祛腐生肌促进创面愈合。

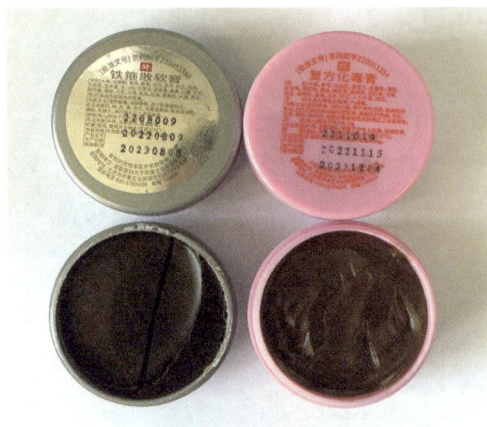

🍀 铁箍散软膏 + 复方化毒膏：具有箍围解毒、拔毒外出之效，
多用于皮肤肿物未溃，红肿疼痛者

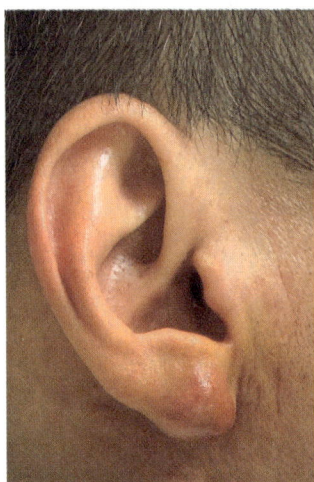

🍀 耳垂部皮脂腺囊肿合并感染，　🍀 耳垂部皮脂腺囊肿合并感染，术
术前　　　　　　　　　　　　　中取出破碎囊壁

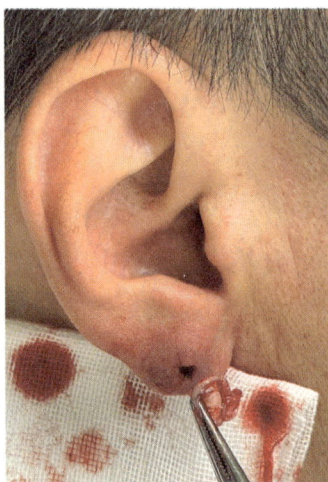

8. 皮脂腺囊肿在什么时候需要做手术？手术后多久可以愈合？

皮脂腺囊肿是否需要手术取决于患者本人和局部病灶（囊肿的大小、部位、临床症状及严重程度）。

皮脂腺囊肿一般无自觉症状，如果皮脂腺囊肿病灶较小，无红肿疼痛、破溃等不适，常不需手术处理。若皮脂腺囊肿病灶反复红肿、疼痛，或不断增大，影响肢体功能活动、美观，此时患者可寻求外科手术治疗。皮脂腺囊肿采用手术治疗可以完全去除病灶，且同一病位再次发生皮脂腺囊肿的可能性极小。

若需手术治疗，手术方式会因局部病灶是否合并感染而不同：①若皮脂腺囊肿局部皮肤红肿、疼痛，上见白色脓头，此时采用手术的方式多不可缝合，多可采用十字形切口使局部引流通畅，术后规律采用祛腐生肌类药物换药治疗即可。②若皮脂腺囊肿无红肿、疼痛，无破溃，多可完整切除病灶，缝合伤口，术后酒精纱布湿敷换药。

对于未合并软组织感染的皮脂腺囊肿，一般手术切除后依病灶位置的不同多于 7 ～ 14 天切除缝线，且大多能达到一期愈合。若皮脂腺囊肿合并软组织感染，一般手术以开放性伤口为主，据患者个体情况的不同，愈合时间长短不一。因此，相对于合并感染的皮脂腺囊肿，早期采用手术，完整切除病灶后缝合伤口，愈合所需时间更短。

9. 如何减少皮脂腺囊肿发生感染？如何促进皮脂腺囊肿术后愈合？

减少皮脂腺囊肿发生感染，或可从以下几方面注意：

（1）保持皮肤清洁润泽。

（2）避免搔抓、刺激皮肤病灶，减少因搔抓而致皮肤浅表破溃、感染的可能。若皮肤出现破溃，要局部清洁消毒。

（3）积极控制基础病，特别是血糖、血压、尿酸等，使基础病处于稳定状态。

（4）清淡饮食，规律作息，科学护肤，避免劳作及化妆品的过度使用。

促进皮脂腺囊肿术后愈合，建议从以下几方面进行：

（1）术后规律作息，清淡饮食。

（2）局部规律换药。据局部病灶切除的术后情况，缝合伤口每日规律酒精消毒、湿敷，未缝合伤口每日聚维酮碘消毒，外用祛腐生肌类纱条规律换药。

（3）保持创周清洁。特别是未缝合伤口，可局部清水冲洗后消毒换药，避免创周污浊。

最后，提醒各位患者朋友，若无法有效判断是否为皮脂腺囊肿，或无法有效判断皮脂腺囊肿合并感染的程度，请及时就医，听取专业建议。

典型案例：

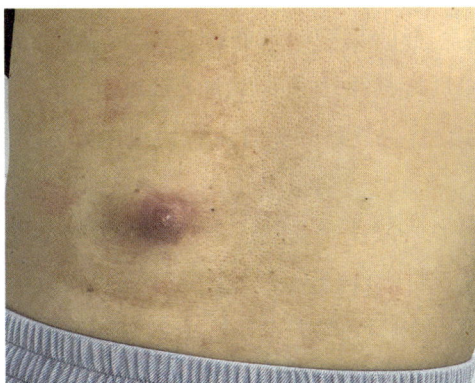

❀腰部皮脂腺囊肿合并感染治疗前

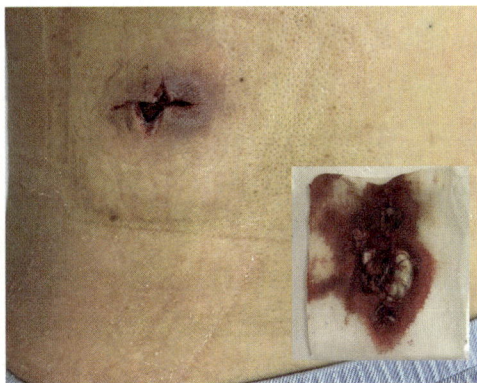

❀术中取出破碎囊壁样组织

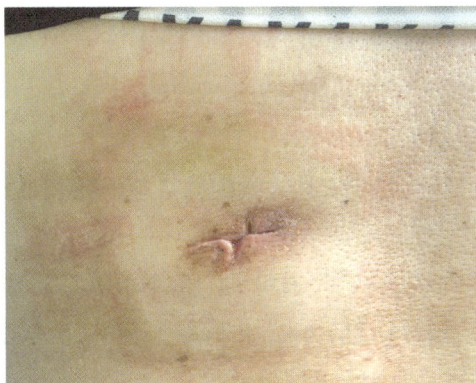

❀腰部皮脂腺囊肿治疗后

（七）腋下反复破溃有异味，当心是化脓性汗腺炎

43 岁的魏某是一位因"双侧腋下皮肤反复红肿、破溃 10 余年，加重半个月"而于我院住院行清创术，术后规律换药破溃渐趋愈合的患者。追问魏某的治疗过程，魏某深感痛苦。10 余年间魏某曾就诊于多家医院治疗，吃过消炎药，外用过各类解毒生肌、消炎等药物，亦曾手术切除治疗过，腋下反复红肿、破溃，局部瘢痕形成。半个月前魏某因进食辛辣食物后双侧腋下再次出现黄豆大

小的脓肿，疼痛，挤压可见脓性分泌物，就诊于我院，探查可见双侧腋下散在多处脓肿、破溃，部分破溃皮下贯通，探查可及浅腔，触之可见脓性分泌物，局部皮肤糜烂、潮红。结合患者体胖、周身毛发旺盛，医生考虑其为"化脓性汗腺炎、窦道形成"（中医称之为"腋痈或蜂窝漏"，臀部者则称之为"串臀漏、坐板疮"），因局部引流不畅，遂在魏某的知情同意下再次行手术清创切除浅腔、皮下隧道，通畅引流，术后配合中药内服汤剂托里消毒散加减，创面红纱条规律换药，并嘱其控制体重，忌油腻辛辣，保持局部皮肤清洁，之后创面渐趋愈合。10 余年的病史令魏某十分懊恼，到底什么是化脓性汗腺炎？其多发于哪些部位？什么时候应该行手术治疗？有什么方法可以减轻其发生？带着这些问题，让我们一起认识一下化脓性汗腺炎。

1. 什么是化脓性汗腺炎？会传染吗？

化脓性汗腺炎亦名大汗腺炎，指的是汗腺发炎而引起的感染性疾病，其不具有传染性。

2. 化脓性汗腺炎发病的原因是什么？好发部位有哪些？好发人群有哪些？

化脓性汗腺炎主要是因为细菌（多为金黄色葡萄球菌）入侵而造成局部组织发炎，其常见诱发因素包括出汗过多、皮肤褶皱部分脏污、搔抓、慢性摩擦等，与免疫、遗传、细菌感染、肥胖等关系密切。其多发生于腋窝、腹股沟、肛周、会阴和乳房、头等部位。青春期多见，女性多于男性。

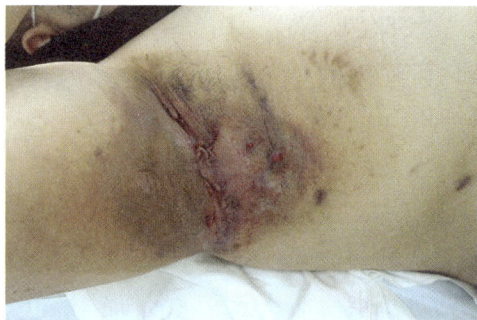

❁ 腋下汗腺炎

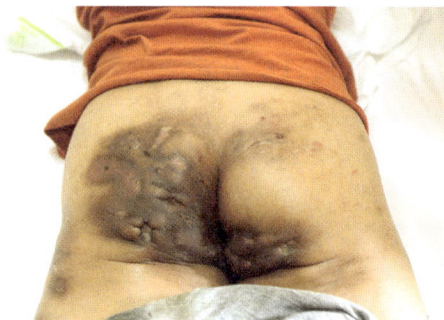

❁ 臀部汗腺炎

3. 化脓性汗腺炎发病的临床表现是什么？

临床表现主要为腋窝汗腺炎及外生殖器、肛周汗腺炎。

（1）腋窝汗腺炎多见于青年和中年妇女，初起为一个或多个绿豆至黄豆大小的皮下结节，质硬，之后逐渐增大，出现红肿及顶部脓疱，自觉疼痛和压痛。随着结节不断增多，可融合成斑块或排列成索条状。几周后，结节可向深部发展，形成深在脓肿，且可向表皮破溃，形成隧道和溃疡。如治疗不及时可反复发作，迁延不愈。皮损可单发，也可双侧腋窝同时受累。一般无全身症状。

（2）会阴部、肛周汗腺炎多见于男性，可与腋窝汗腺炎同时发生，也可为首发。基本损害为豌豆大小的结节，质硬，易破溃，形成潜行性溃疡、瘘管。其主要好发部位为腹股沟、阴囊、臀部、肛周。如发生在肛周，可因肛管穿破形成肛瘘。病程慢性迁延，可持续多年。

（3）临床分期：①Ⅰ期：单发或多发性孤立脓肿，脓肿破溃流出脓液，发生纤维化后愈合，多易反复发作。无瘢痕或窦道。②Ⅱ期：复发性脓肿伴窦道和瘢痕形成，单发或多发性、广泛分离性损害。③Ⅲ期：弥漫性累及，或多发性窦道和脓肿累及全部病变范围。

4. 化脓性汗腺炎与毛囊闭锁三联征是一种疾病吗？

二者不是一种疾病。化脓性汗腺炎与聚合性痤疮、脓肿性穿掘性毛囊周围炎可同时存在，称为毛囊闭锁三联征，为常染色体显性遗传性疾病。

5. 化脓性汗腺炎可以治愈吗？

化脓性汗腺炎虽然治疗困难，但它是可以治愈的。

6. 化脓性汗腺炎有哪些治疗方法？

化脓性汗腺炎的治疗，主要是根据疾病发展所造成的损害严重程度对症处理。

化脓性汗腺炎Ⅰ期：只是造成一定的炎症性浸润和红肿现象，可以外用消炎药膏如红霉素软膏、氧氟沙星凝胶等，或外用具有清热解毒、消肿止痛的中药药膏如复方化毒膏等。

化脓性汗腺炎Ⅱ、Ⅲ期，若已经有明显的化脓症状，并且在一定触碰时有明显的波动感，就需要进行手术治疗，一般需要进行手术切开排脓治疗。

7. 化脓性汗腺炎手术后会复发吗?

对于病变程度较轻的化脓性汗腺炎手术治疗后多可治愈，复发的概率较小。但对于病变程度较重的化脓性汗腺炎，复发的概率则较大。

8. 化脓性汗腺炎有什么预防措施吗?

（1）养成良好的卫生习惯，保持局部皮肤清洁干燥。

（2）清淡饮食，忌烟酒、辛辣刺激之品，荤素搭配，适当补充维生素 C。

（3）避免搔抓、挤压患处，规律消毒换药。

典型案例：

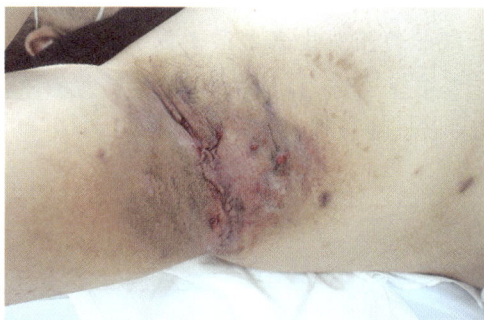

🍀 腋下汗腺炎治疗前

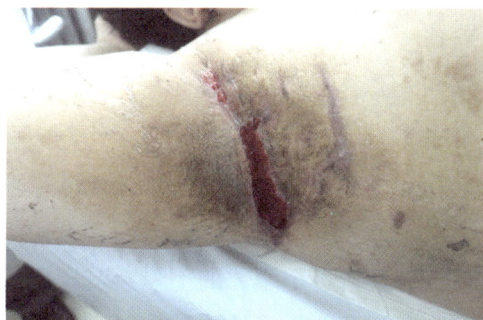

🍀 腋下汗腺炎治疗中

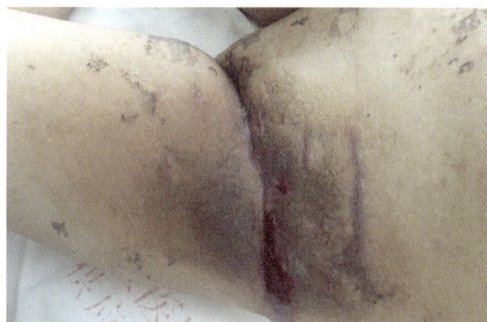

🍀 腋下汗腺炎治疗后

（八）血糖控制不好就一定会得痈吗？

　　75 岁的秦大爷是一位曾因颈部痈而差点丧命的患者。回想起这次得病的经历，秦大爷仍心有余悸。秦大爷曾因"颈部皮肤红肿疼痛半月余，破溃、流脓 3 天"而住院，住院前家属曾购买消炎药膏外敷，配合口服消炎药物，颈部皮肤红肿处逐渐出现散在脓头，而疼痛越来越厉害。住院后检查结果提示秦大爷血糖高，心率 118 次 / 分，白细胞计数、C 反应蛋白、钙降素原明显升高，白蛋白降低，血气分析示酸中毒，尿酮体（++），血清离子紊乱，他还有高热，精神弱，纳差。结合秦大爷多年的糖尿病病史，平素血糖控制不佳，医生考虑其为"颈部痈（有头疽）、糖尿病酮症酸中毒"。由于秦大爷病情急且重，医生予降糖、控制感染等治疗，在整体状况相对稳定的前提下急行颈部皮肤脓肿切开引流术，后续又多次予中医化腐清创以去除失活组织，创面红纱条规律换药，内服托里生肌类中药，并配合加强营养支持、控制血糖等综合治疗，病情逐渐稳定，破溃最终痊愈。令秦大爷及其家属十分不解的是，为什么这次感染这么严重？跟平时血糖控制不好有关系吗？为什么颈部皮肤红肿处脓头出来了反而越来越疼了？不手术能行吗？什么时候应该行手术治疗？有什么方法可以减少其发生或加速其康复？下面让我们一起聊一聊皮肤深层次感染痈的那些事。

1. 什么是痈？好发于哪些人群？

　　痈是指多个相邻的毛囊及其周围组织的急性化脓性感染。其致病菌多为金黄色葡萄球菌，多发生于皮肤厚韧的颈项、背部等处。

　　临床表现：局部红、肿、热、痛，范围一般在 6 ~ 9cm，发病迅速且容易红肿、化脓、破溃、收敛，伴有恶寒、发热、口渴等全身症状。

　　痈的发病人群以中老年人居多，特别是合并糖尿病（平素血糖控制不佳、个人卫生习惯差、肥胖）的患者。

2. 痈需要手术治疗吗？会复发吗？

　　痈是否需要手术治疗需要据患者病灶的特点进行判断。一般就诊于医院的痈病患者并不是疾病初起阶段，局部病灶皮肤出现多个脓点、表面紫褐色或已破溃流脓，疼痛剧烈，伴高热、乏力、纳差等周身症状，特别是糖尿病患者，

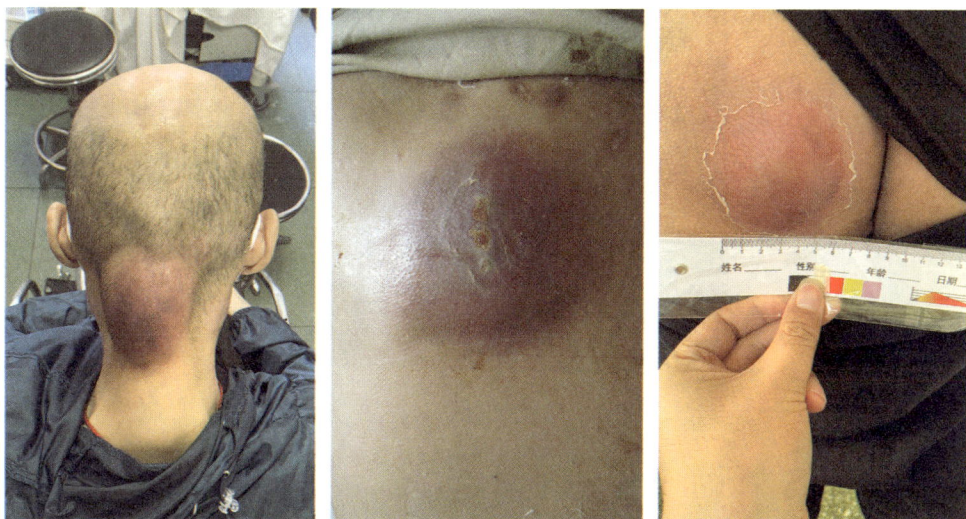

🍀 项部痈　　　　🍀 背部痈　　　　🍀 臀部痈

此时若不及时治疗，易出现走黄内陷，严重者可合并败血症、脓毒血症，甚至死亡。此时，应积极改善患者整体状况，创造条件进行手术（部分需要多次手术）。因此，建议患者早发现、早就诊。

痈可以治愈，一般不会复发。

　　3. 疖和痈是一回事吗？为什么项部、背部痈可见脓头破溃后，疼痛越来越重？

　　疖和痈不是一回事。所谓的"脓出即愈"多指疖，多为单个毛囊及其周围组织感染，表现为皮肤上出现大小不等的炎性硬节，最上方可有白色脓头，范围较小，局部红、肿、热、痛明显，常在破溃、出脓液后消退痊愈。

　　项部、背部痈可见脓头破溃，和平常所谓的"脓出即愈"不是一回事。痈的病变范围和程度较疖更重，痈破溃、出脓后并不会愈合，因其多发部位项部、背部皮肤厚且质韧，感染病灶多累及肌层，甚至筋膜层，且易出现多个皮下分隔，藏有大量脓性组织，表现在皮肤上多为局部漫肿，表层的破溃出脓，实则皮下病灶更广、更深，故患者会觉疼痛越来越重。

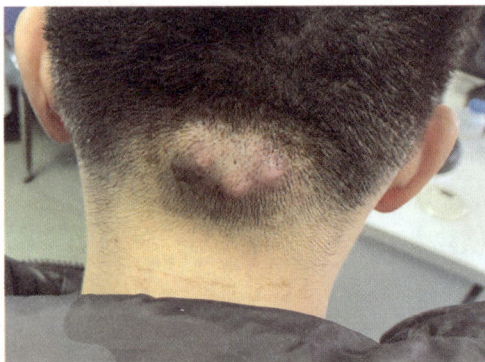

✿ 项部疖

4. 血糖控制不好是否就一定会得痈？

血糖控制不佳，加上患者平素的生活习惯，如熬夜、嗜酒、喜辛辣等，以及卫生习惯差，得痈的概率相对一般人就会增加。而痈合并糖尿病的患者，积极控制血糖，对后期患者的恢复、创面的修复亦会有显著影响。

5. 预防痈的方法有哪些？

（1）疾病未起：保持皮肤清洁卫生；合理饮食，控制体重；适当锻炼，增强体质。

（2）疾病突起：①及时关注患处的主要症状变化，如红、肿、热、痛的程度，有无向周围皮肤扩大的趋势。②自行口服消炎药物 1 周后，无明显好转，要及早就诊。

（3）瘥后防复：①调畅情志，放松心情，积极面对。②积极控制基础病，规律换药。③定期监测周身皮肤状况，规律随诊。

6. 有没有不手术就可以治疗痈的方法？

痈初起局部红肿疼痛，少许脓出时可外用复方化毒膏＋铁箍散（托毒外出，箍围解毒，清热止痛），部分痈可消退。当痈的病变范围较大，严重影响肢体功能活动，产生严重感染时，建议尽早手术治疗。手术切除后，可外用红纱条（祛腐生肌）。

典型案例：

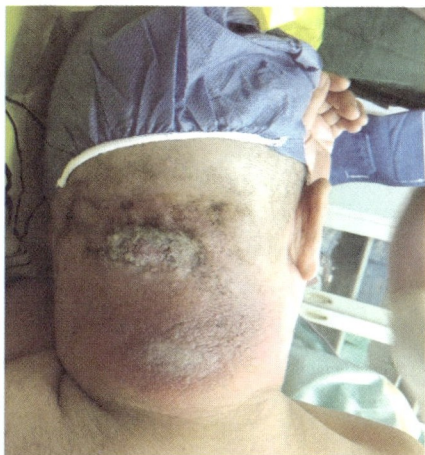

✿ 项痈治疗前

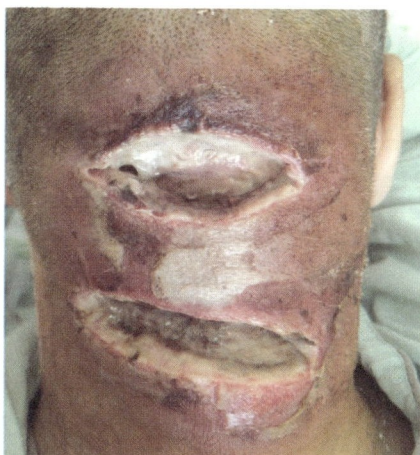

✿ 项痈治疗中

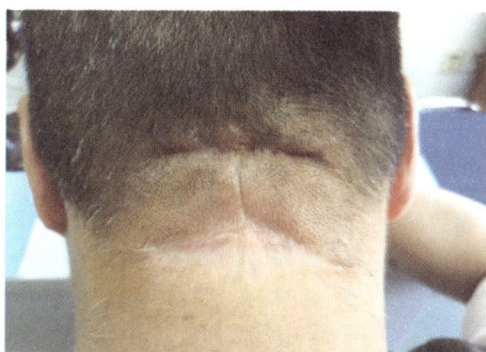

✿ 项痈治疗后

（九）脂肪瘤是吃出来的吗？

36 岁的王某是一位因"发现后背部皮肤包块 1 个月"而于门诊咨询治疗的患者。医生仔细查看王某后背部的皮肤包块，发现皮肤颜色正常，触摸包块如枣核大小，无红肿破溃，触之可移动，与周围皮肤无粘连，无触痛，行软组织超声提示囊性软组织、散在血流信号。医生考虑其为"脂肪瘤"（中医称之为"肉瘤"），建议动态观察。医生进一步向王某解释：脂肪瘤多为良性肿瘤，目前单个脂肪瘤且无红肿破溃，对肢体活动亦无影响，暂不需要特殊治疗，若意愿强烈，可在局部麻醉下行手术切除缝合即可；若肿块增多或变大，影响肢体活动，或产生压迫、疼痛等不适，可行手术治疗。听完医生的话，王某心宽不少。然而令他十分不解的是，自己平时也不怎么吃肉，经常健身，怎么会长脂肪瘤？脂肪瘤与肥胖有关系吗？靠药物外敷是否会使其消失？脂肪瘤与肉瘤有什么关系？有没有预防其增大、变多的方法？接下来，让我们一起学习一下脂肪瘤。

1. 什么是脂肪瘤？有无良恶性之分？会自行消退吗？

脂肪瘤是成熟脂肪细胞增生形成的良性皮肤软组织肿瘤。其可发生于任何有脂肪的部位，主要发生于颈部、肩部、背部和头部，少数发生在四肢。40 ～ 50 岁肥胖患者多见。可单发或者多发。脂肪瘤多为良性，不会自行消退。

2. 脂肪瘤要不要手术切除？手术后会复发吗？

脂肪瘤生长比较缓慢，基本不造成危害。是否需要手术切除，主要取决于患者本人的意愿和脂肪瘤是否影响患处功能（如影响美观、局部疼痛、功能活动受限等）。

手术切除后，局部不会复发。

3. 为什么会得脂肪瘤？

脂肪瘤的发病原因并不明确，临床常见原因有：

（1）部分患者有家族史，有一定遗传性。

（2）可能是局部的炎症刺激，或全身的脂质代谢异常（肥胖、糖尿病患者多见）。

4. 脂肪瘤与肉瘤是一回事吗？怎么鉴别？

脂肪瘤与肉瘤不是一回事。肉瘤是一种恶性肿瘤。二者主要从以下几方面进行鉴别：

（1）看肿物的生长速度：良性肿瘤细胞长得慢，恶性肿瘤短期内（1~2个月）可成倍增长。

（2）看肿物的形状、硬度、活动度：良性肿瘤表面光滑完整，多形状规则，边缘清楚，质地柔软，推之可移动，与周围组织无粘连。恶性肿瘤则反之。

（3）看肿物表面有没有溃烂、出血：良性肿瘤很少溃烂、出血，恶性肿瘤则反之。

（4）看肿物切除后的病理检查：病理检查是鉴别良、恶性肿瘤的金标准。良性脂肪瘤病理切片显示脂肪细胞排列整齐，恶性肿瘤则细胞异形性明显，结构紊乱。

脂肪瘤表皮颜色与肤色一样，多大小不一，呈扁平团块状，或分叶状。脂肪瘤生长缓慢，患者多无自觉症状，且部分脂肪瘤长到一定程度后可自行停止生长扩大。脂肪瘤质地软而有弹性，有假性波动感，与表面皮肤无粘连。

多发性脂肪瘤又名痛性脂肪瘤，常见于四肢、胸或腹部皮下，呈多个较小的圆形或卵圆形结节，较一般脂肪瘤略硬，压之有轻度疼痛。

5. 得了脂肪瘤说明自己长胖了吗？

脂肪瘤可发生于任何有脂肪的部位，胖、瘦都可能患脂肪瘤。全身的脂质代谢异常、长期胆固醇摄入过多更容易造成胆固醇在皮下或内脏积聚和沉淀，从而形成脂肪瘤。所以，脂肪瘤与自己长胖了并不存在直接相关性。

6. 脂肪瘤可以预防吗？

（1）规律三餐饮食，少食肥甘辛辣之品，建议低胆固醇饮食。

（2）适当锻炼，避免久坐、久卧。

（3）调畅情志，放松心情。

典型案例:

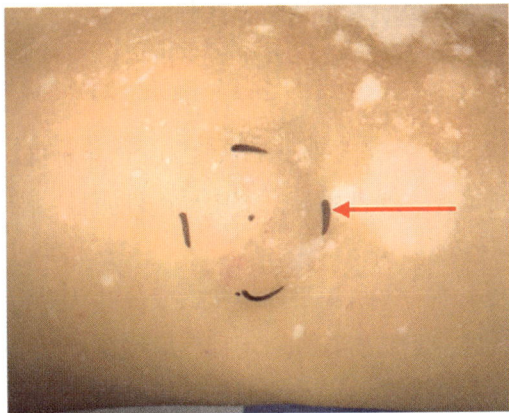 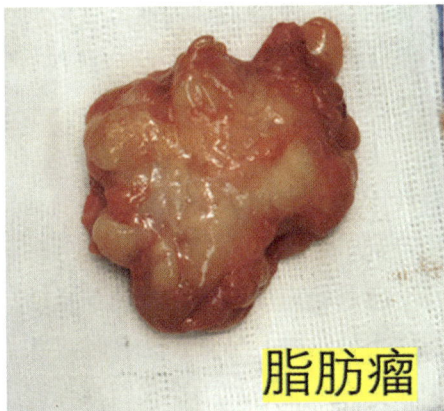

脂肪瘤

🍀 脂肪瘤

(十)经常修脚,小心甲沟炎!

54 岁的何某是一位因"左足第 1 趾红肿疼痛 14 天"而于门诊行趾甲部分拔除术的患者。回想起此次患病经历,何某深有所指地说:"没事别总去修脚。"原来何某 14 天前因嫌足部胼胝形成而去修脚,修脚店老板在给何某去除胼胝后一并修剪了趾甲,不小心弄破了左足第 1 趾内侧,聚维酮碘消毒后,何某就没当回事。3 天前何某因长时间走路发现左足第 1 趾红肿疼痛,甲周化脓,自行酒精消毒未见好转,遂就诊于我院。医生为何某查看患足,发现左足第 1 趾内侧甲周化脓,局部张力高,触痛明显,考虑"趾化脓性甲沟炎"(中医称之为"蛇眼疗"),遂于局部麻醉下行部分趾甲拔除切开引流术,引流出黄白色脓液,局部外用红纱条加压包扎,并嘱其避免剧烈运动,保持足部清洁,术后规律换药 7 天,破溃愈合。令何某十分好奇的是,甲沟炎发生的原因是什么?甲沟炎没化脓之前有什么好的治疗方法吗?甲沟炎用什么消毒好?甲沟炎能预防吗?接下来,让我们聊一聊与甲沟炎相关的那些事。

1. 什么是甲沟炎？能根治吗？

甲沟炎是指手指或脚趾甲周围的软组织化脓性感染。外伤是主要的发病因素，如刺伤、擦伤、嵌甲或拔"倒皮刺"等。除有局部红肿热痛外，可见甲周化脓、甲下积脓、甲床破坏等严重表现。去除病灶，甲沟炎是可以根治的。

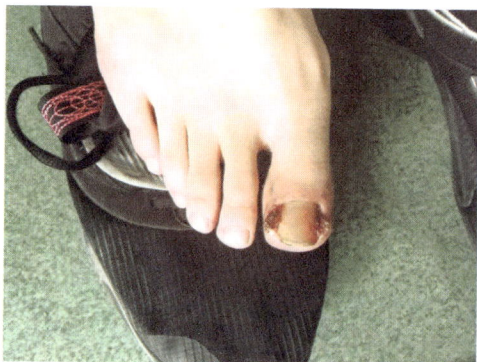
🍀趾甲甲沟炎

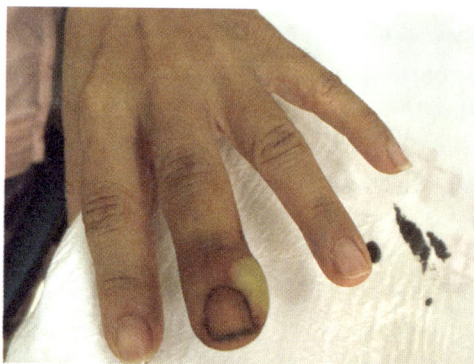
🍀指甲周化脓

2. 得了甲沟炎用酒精消毒还是用聚维酮碘消毒？

建议首选聚维酮碘。碘消毒剂是治疗甲沟炎较好的选择，聚维酮碘是比较常用的消毒无痛碘，可以进行黏膜消毒，不会给患者造成痛苦。酒精类的碘，如安尔碘中因含有一定的酒精，使用后会出现疼痛感，可能加重患者的疼痛。因此建议患者首选聚维酮碘消毒。

3. 甲沟炎和灰指甲是一回事吗？会传染吗？

甲沟炎和灰指甲不是一回事。甲沟炎多由局部感染引起，致病菌多为细菌。灰指甲即甲癣，特指由皮肤癣菌感染甲板和（或）甲床引起的甲真菌病。甲沟炎不会传染。灰指甲具有传染性，但不属于传染病。

4. 甲沟炎需要手术吗？手术后多久能愈合？

甲沟炎是否需要手术要据患者病灶的症状、体征而定。甲沟炎初发可以用碘伏消毒，然后外用消炎软膏如莫匹罗星软膏消炎杀菌，或复方化毒膏解毒止痛。如果炎症比较严重，影响患者生活，或甲周、甲床下有积脓，应该切开引流甚至部分拔甲。

甲沟炎行手术治疗后，一般 3 天疼痛可明显缓解。局部规律换药，一般 7 ~ 14 天可愈合，但是有糖尿病者可能需要更长的时间。

5. 如何预防甲沟炎？

（1）注意手足的卫生，避免过度修剪指 / 趾甲。

（2）树立安全防范意识，鞋子要宽松、合脚。

（3）高危人群早干预：糖尿病患者、足趾生长畸形者应积极治疗原发疾病，定期体检，早发现早干预。

典型案例一：

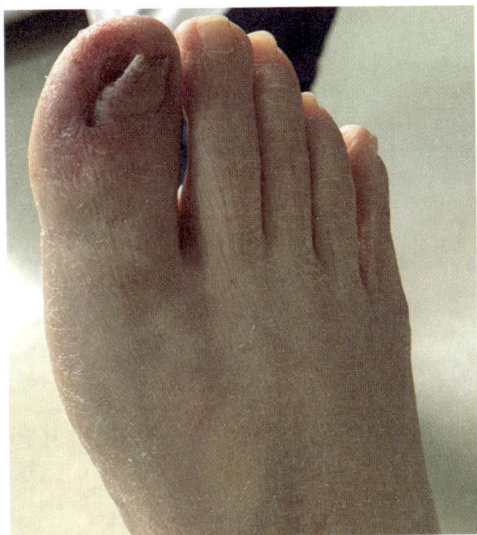

🍀 趾甲沟炎治疗前

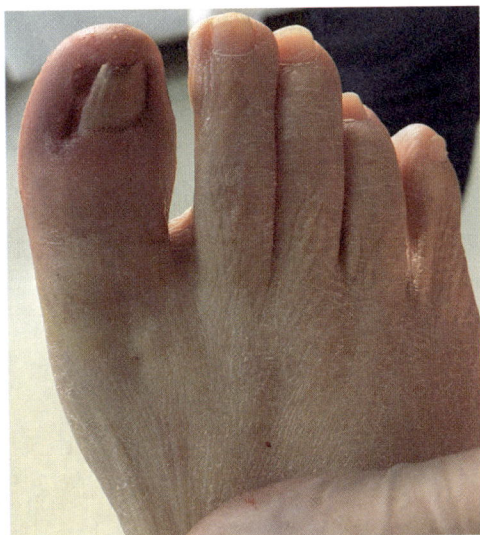

🍀 趾甲沟炎治疗后

典型案例二：

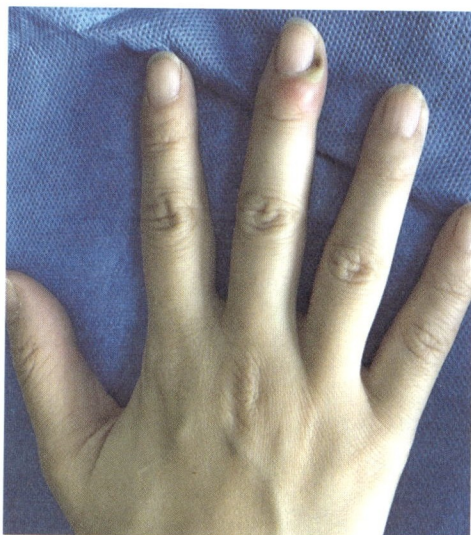

★ 指甲周化脓感染治疗前

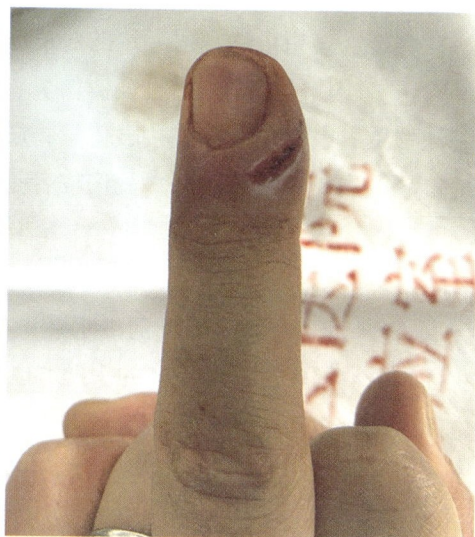

★ 指甲周化脓感染治疗后

（十一）烧烫伤不要慌，正确处理是关键

　　67岁的李某是一位因"左下肢理疗烫伤致皮肤、骨质坏死1年"而行截肢术的患者。回顾李某从烫伤到截肢的1年救治历程，李某家属十分痛心。李某家属诉，李某是位脑梗死患者，遗留左下肢不能活动，想着做理疗能帮助康复，就自行购买了理疗仪器于家中自行治疗。李某在一次理疗时不小心导致左下肢皮肤烫伤变黑，曾就诊于多家医院，考虑"Ⅲ度烫伤"，曾行局部切开引流，去除失活组织后胫骨暴露，后骨质逐渐变黑，曾行植皮、皮瓣转移等手术，均以失败告终。半个月前李某如厕时不慎摔倒，致左下肢烫伤处骨折，左足完全下垂，且因左下肢破溃反复不愈，继发多重耐药菌感染，局部感染严重，加之贫血、低蛋白血症，患肢保全可能性小，建议截肢治疗。术后李某伤口愈合，患肢生命保全。烧烫伤，中医称之为"水火烫伤"，有部分糖尿病患者因烧烫伤导致皮肤软组织感染，从而导致截肢的悲剧发生。被烧烫伤后如何紧急处理？是越疼越严重吗？烫伤后的水疱、黑痂在什么时候需要手术清除？让我们带着

这些疑问，一起学习烧烫伤的相关知识。

1. 什么是烧烫伤?

烧烫伤是指由热辐射导致的对皮肤或者其他组织的损伤，包括因热的液体（烫伤）、热的固体（接触烧烫伤）、火焰（烧伤）等造成的损伤，以及由放射性物质、电能、摩擦或接触化学物质造成的损伤。引起烧烫伤最常见的原因是热液烫伤，一般是被开水烫伤或者是被油烫伤。

2. 烧烫伤后如何进行紧急处理?

（1）冲：立即用流动的冷水冲洗伤处 15 分钟以上，直到感觉不到疼痛为止。如果现场无法找到流动的水源，也可用冷水浸湿的毛巾、纱垫等敷于创面。生石灰烧伤处理时，应先去除体表的石灰后再冲洗。一般酸碱性液体烧伤，用干净的软布轻柔拭去身体上残留的化学液体后，迅速用大量清水冲洗（硫酸、硝酸不宜直接用水冲洗）。若伤势比较严重，用消毒敷料盖在烧伤部位并加以包扎，然后送医院治疗。千万不要想着"酸碱中和"，在化学世界里它是一个平衡，但生活中这样会造成进一步的组织损伤，使原有的化学烧伤更加严重。

（2）脱：烫伤部位经流动冷水冲洗冷却后再小心地将贴身衣服脱去，以免撕破烫伤后形成的水疱。

（3）泡：对于疼痛明显者可将患处再在冷水中持续浸泡 10 ~ 30 分钟，以停止浸泡时不感到疼痛为止。

（4）盖：烫伤部位经冷水冲泡等处理之后，要用干净或无菌的纱布或棉质的布类把烫伤处盖住。这样做是为了防止细菌感染，如果烫伤处被感染，严重者是可以致命的！

（5）送：经上述紧急处理后，一定要及时前往医院寻求专业治疗，不要耽误治疗时机。最好是前往专业治疗烧伤的烧伤专科医院或有烧伤专科的综合性医院。

3. 如何判断烧烫伤的严重程度? 越疼越严重吗?

烧烫伤的严重程度主要根据烧烫伤的部位、面积大小和烧烫伤的深浅度来判断。对于烧烫伤而言，并不是越疼越严重。临床医生通常采用三度四分法判断烧伤深度：

Ⅰ度烧伤：主要临床表现为红斑，伴较严重的疼痛。一般 1 周左右可以愈合，且伤口不留任何痕迹。

浅Ⅱ度烧伤：局部红肿明显，有水疱形成，水疱皮如脱落，创面红润、潮湿、疼痛明显。主要特征为大小不一的水疱和表皮松脱，水疱皮脱落后创面红润、潮湿，渗出较多且疼痛较明显。通常伤口 2 周左右愈合，不会留增生性瘢痕，但可能会遗留皮肤色素沉着。

深Ⅱ度烧伤：水疱去皮后创面微湿，红白相间，感觉较迟钝，可能疼痛并不剧烈。愈合过程需 3 ~ 4 周，愈合后会有明显瘢痕形成。

Ⅲ度烧伤：为皮肤全层损伤（包括脂肪、肌肉、骨骼），创面无水疱，呈蜡白或焦黄色甚至炭化，感觉消失，局部温度低，会留有明显瘢痕，多需手术治疗。

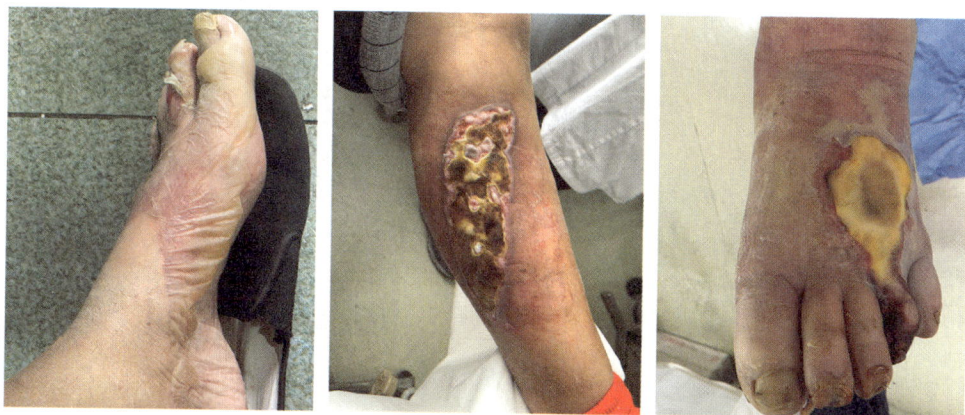

❀ 浅Ⅱ度烫伤：红斑，水疱，表皮剥脱，疼痛剧烈

❀ 深Ⅱ度烧伤：局部皮肤失活，感觉较迟钝

❀ Ⅲ度烧伤：足背皮肤及足趾失活

4. 烧烫伤后是用冷水冲洗还是用冰袋敷？

建议用冷水冲洗。冷水冲洗的目的是止痛、减少渗出和肿胀，从而避免或减少水疱形成。冷水浸泡一般适用于中小面积的烧伤，特别是四肢的烧伤。用冰袋敷，可能会由于操作不当，使局部皮肤发生冻伤。

5. 烧烫伤后起的水疱是否可以自己挑破?

烧烫伤后起的水疱是否需要挑破应灵活掌握,主要看以下几点:

(1)水疱的大小、多少:单个的、孤立的、较小的水疱可以挑破放出水疱液,局部聚维酮碘消毒后用无菌纱布覆盖。

(2)烫伤的部位:对于颜面、颈部水疱挑破需谨慎,防止因操作不当损伤血管,遗留瘢痕。

(3)患者的整体状况:若烧烫伤严重,对于局部散在的水疱可暂不处理,应积极送医院救治。

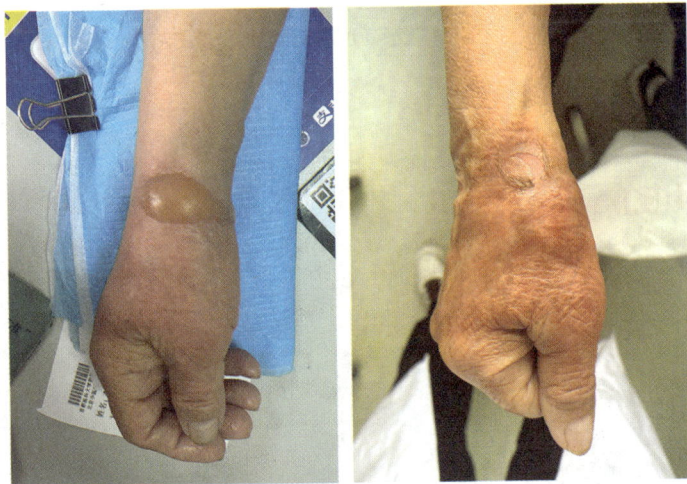

🍀烫伤起疱后,用无菌针挑破水疱,聚维酮碘消毒后包扎

6. 烧烫伤后是否会留瘢痕? 如何减少瘢痕?

烧烫伤后是否会留瘢痕主要取决于烫伤的程度、患者是否为瘢痕体质。

瘢痕是创伤愈合过程中的自然产物,适度的瘢痕形成是一种生理性和自卫表现,但瘢痕过度增生则是一种病理性改变。造成这种病理性改变的因素有很多,比如伤口感染、伤口张力过大、外界摩擦刺激、激素分泌异常等。病理性的瘢痕增生包括两种情况:增生性瘢痕和瘢痕疙瘩。

如何减少瘢痕?

（1）积极预防伤口的感染。

（2）减少摩擦刺激。

（3）合理调控激素分泌。

（4）戒烟忌酒，合理饮食，不用刺激性强的外用制剂。

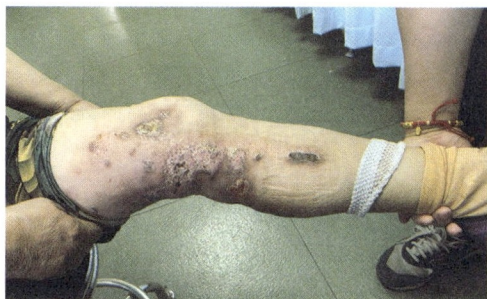

✿ 烫伤后色素不均匀，局部瘢痕形成

7. 烧烫伤患者是否可以大量饮用温开水？

病情较轻的一般烧烫伤患者可以饮用温开水，适量即可。但严重烫伤者，烦渴时，可予少量的淡盐水服用，绝不可以在短时间内饮服大量的温开水，否则容易导致伤员出现脑水肿。

典型案例：

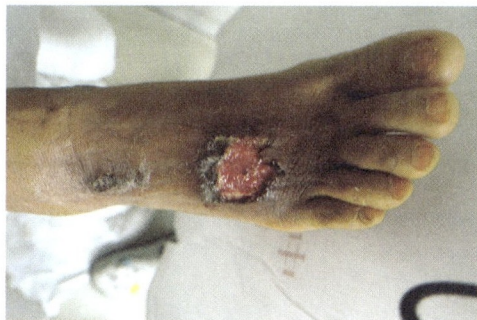

✿ 足部烫伤治疗前

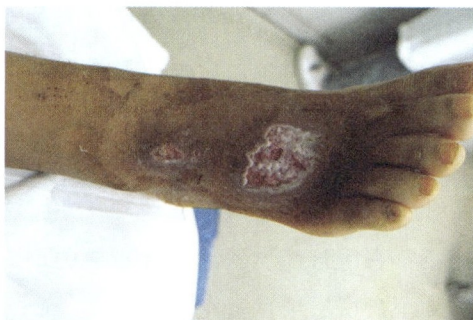

✿ 足部烫伤治疗中

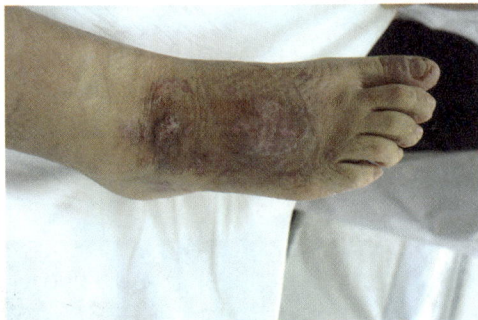

✿足部烫伤治疗后

（十二）手术后皮肤破溃不愈怎么办？小心形成皮肤感染性窦道

手术是祛除病灶、挽救患者生命的重要技术，特别是癌症患者的病灶切除、骨折手术的修复以及冠状动脉搭桥手术的改善血供，极大提高了患者的救治率。然而，伴随而来的就是手术后皮肤破溃不愈患者数量的增多。64岁的关某是一位因"左乳腺癌术后皮肤破溃不愈2月余"而就诊于门诊，规律中药内服和外治1个月后皮肤破溃愈合的患者。关某回忆自己治疗的经历，对中医的神奇疗效倍加称赞。2月余前，关某确诊"乳腺癌"，术前评估未见转移病灶，随即行手术完整切除乳腺，术后缝线处部分皮肤变黑，时有渗液，且拔除引流管后时有脓性分泌物，局部胀痛，接受消炎、银离子等敷料换药1个月效果不佳，后经朋友介绍前来我院就诊。医生检查关某：情绪焦虑，纳、眠差，左乳缺如，缝合处表皮变黑失活，触碰缝线可见稀薄脓性分泌物，且局部潮红肿胀，糜烂渗出，引流管处探查可及浅腔，深约4cm，触之可见稀薄分泌物，无臭秽。结合关某血生化结果，医生考虑其为"皮肤感染性窦道、软组织坏死"（中医称之为"窦道、溃疡"），中药内服以健脾疏肝、托里解毒为主，中药外治以蚕食清创、垫棉法配合甘草油纱条、红纱条规律换药，1个月后关某皮肤完全愈合。是什么原因导致手术后皮肤破溃不愈、窦道的形成？有什么方法可以预防局部感染？中医治疗皮肤感染性窦道的形成有哪些特色？接下来，让我们一起来学习一下皮肤感染性窦道的相关知识。

1. 什么是窦道？皮肤感染性窦道产生的原因有哪些？

窦道是指机体组织感染、坏死，经体表排出体外后而形成的一个开口于体表的只有外口而无内口相通的病理性盲管。常见临床症状为异常组织经窦道从表皮排出体外，常伴窦口发热、红肿、疼痛。窦道可发生于软组织、脂肪、肌肉甚至骨质当中。窦道长期不愈合，继而导致全身感染、感染性休克等，严重者危及生命。

皮肤感染性窦道产生的原因常见于：

（1）感染部位较深，致引流不畅。

（2）手术伤口处理不当，组织内异物残留（冠脉搭桥术后、骨折钢板或钢钉植入术后）。

（3）免疫力低下，伤口不能愈合者。

2. 皮肤感染性窦道需要手术吗？能根治吗？

皮肤感染性窦道是否需要手术，取决于窦道的位置、深度、感染程度和患者自身手术的意愿。

皮肤感染性窦道的治疗比较困难，特别是深及骨质的合并慢性骨髓炎的窦

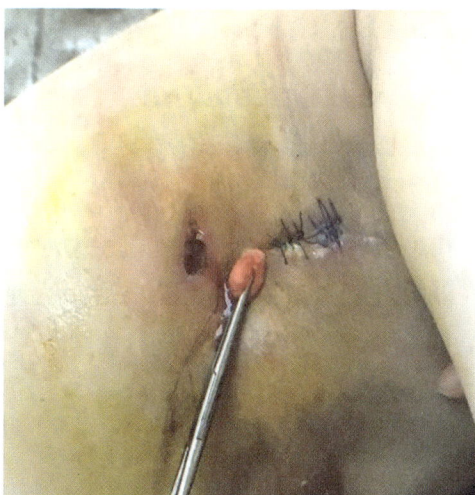

🌿 乳腺癌术后，皮肤破溃不愈，缝线下窦道形成　🌿 冠状动脉搭桥术后，皮肤破溃不愈，浅腔形成

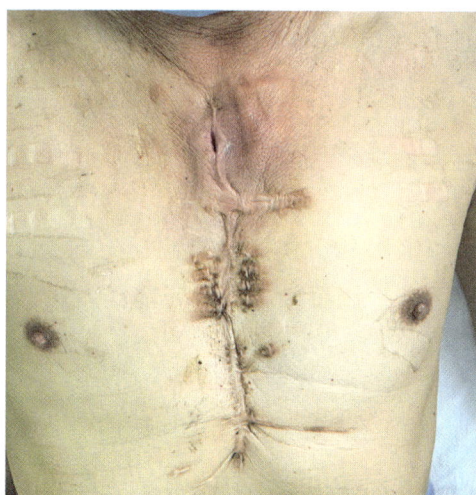

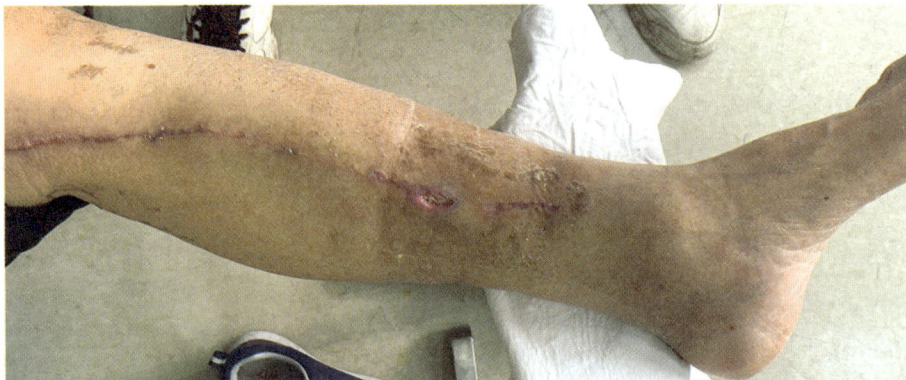

✿ 大隐静脉取材术后，缝线处皮肤破溃不愈

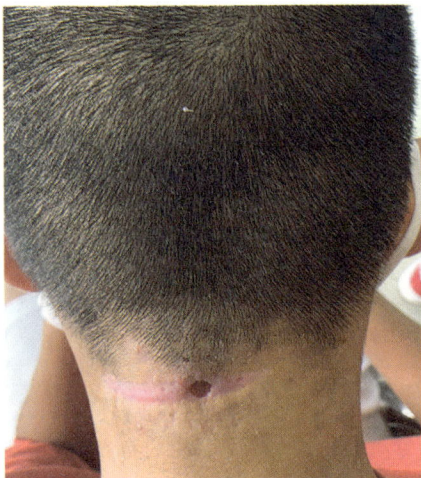

✿ 项部皮肤感染性窦道

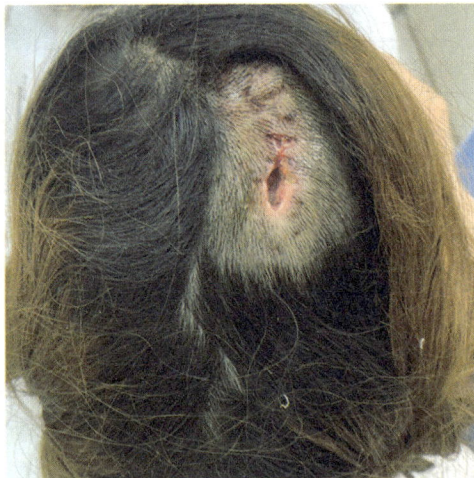

✿ 头部皮脂囊肿切除缝合术后，皮肤感染性窦道形成

道，治疗十分困难，愈合时间亦很漫长。在患者的密切配合下，通过手术通畅引流、控制感染，加上局部规律换药，一般皮肤感染性窦道也能根治，达到愈合。

3. 高危人群如何减少皮肤感染性窦道的发生？

（1）积极治疗原发疾病，防治因原发疾病而继发感染导致窦道产生。

（2）对因手术异物植入形成的窦道，应在积极进行清创、换药、抗感染等治疗后，据病情需要决定是否去除异物。

（3）免疫功能低下者，应规律作息、适当锻炼、加强营养、少食多餐。

（4）慢性窦道合并骨髓炎者，应保持局部引流通畅，避免因局部感染致病情加重，规律换药和随诊。

4. 中医治疗术后皮肤感染性窦道有什么方法？

（1）中医内服"扶正祛邪"：中医内服重视局部创面辨证，兼顾患者自身整体情况，依据术后局部创面特点，辨证遣方用药以达"扶正祛邪"之效。如对于术后周围皮肤焮红，时有痛痒、皮疹，渗出较多，便干尿黄，舌红、苔黄、脉弦数者，多属湿毒热盛证，中医内服治疗以清热解毒、利湿通络为主，方多以清热化湿饮加减（野菊花、蒲公英、防己、木瓜、土茯苓、白茅根、赤芍、牡丹皮、丝瓜络、生甘草等）；对于术后溃疡、窦道形成，溃疡四周皮肤暗褐，创面刺痛，痛有定处，分泌物少许为血水性，肉芽组织暗红，创面边缘坚硬，按之疼痛，舌暗紫、有瘀斑，苔白，脉沉细或弦细者，多属血瘀阻络证，中医内服治疗以益气活血、散瘀通络为主，方多以散结消斑饮加减（红花、赤芍、玄参、连翘、防己、木瓜、鸡血藤、丝瓜络、生黄芪、怀牛膝等）；对于术后皮肤破溃不愈病程久，创面肉芽晦暗或苍白，渗出稀薄量少，兼面色萎黄，腰膝酸软，恶寒怕冷，舌淡，苔白，脉沉细无力者，多属肾虚寒凝证，中医内服治疗以健脾补肾、回阳通络为主，方多以回阳生肌汤加减（党参、茯苓、白术、防己、木瓜、白芥子、鸡血藤、陈皮、山药、肉桂等）。

（2）中医外治"药术并行"：中医外治促进创面修复药物广泛，剂型多样。目前仍在临床应用的有油剂（甘草油）、膏剂（紫色消肿膏、定痛膏、芙蓉膏、复方黄连膏）、洗剂（清热消肿洗剂）和纱条类（红纱条、紫色疽疮纱条、回阳生肌纱条）等，其不仅可促进局部皮肤肿胀消退、渗出减少，亦可有效促进脓腐组织脱落、肉芽填充创面。中医化腐清创术是中医外治的特色技法，是加速创面修复的有效手段，其中蚕食清创和鲸吞清创是临床实践中最具特色的疗法。蚕食清创是指像蚕食桑叶一样分步骤、分阶段、分层次地，逐渐有序地清除溃疡创面中的失活筋膜、肌腱、脓腐组织等的方法，其与患者整体状况密切配合，有利于患者局部创面、整体功能状态得到逐步改善。而鲸吞清创是指如鲸吞食物一样一次性、完全地祛除慢性皮肤溃疡中的失活组织，切除浅腔、窦道，以最大限度通畅引流，控制局部感染的方法。当术后慢性皮肤溃疡感染得到有效控制，患者因感染而致的疼痛亦得到改善，后续或可充分发挥中医外用药物达到"祛腐、化瘀、回阳、生肌"之效，促进局部创面向愈。

5. 对已发生术后皮肤感染性窦道的患者，如何促进其康复？

对已发生术后皮肤感染性窦道的患者，中医强调"法于阴阳，和于术数，食饮有节，起居有常，不妄劳作"，或可从以下几方面进行。

（1）禁忌有度，有序加强营养：对于体质虚弱、癌症术后患者，鼓励少食多餐，荤素搭配，有序增加营养，避免单一的肉类、蔬菜类进食；避免把保健类药物当营养品；不过度强调禁止食用牛羊肉之品。

（2）调畅情志，控制基础病稳定：鼓励患者勇敢面对，放下心理负担，积极享受阳光生活；规律监测并调控血糖、血压、血脂，使血糖、血压、血脂处于相对平稳的水平。

（3）动静结合，劳逸有度：规律适当锻炼患侧肢体，不长期静止患侧肢体或患处剧烈活动。对于腹部术后的肥胖患者，可外用束缚带辅助；对大隐静脉取材术后皮肤破溃不愈的患者，患肢避免长期蜷缩、屈曲，禁止长时间负重下地活动，夜间平卧时可适当抬高双下肢。

（4）保持患处清洁润泽：对于术后皮肤破溃不愈的感染性伤口患者，特别是头部、腋下、会阴、肛周等处，要保持局部皮肤清洁，定期用清水或生理盐水清洗，及时更换内外层敷料。皮肤干燥脱屑的患者可外用维生素 E 乳润泽肌肤。

（5）避免滥用药物，规律换药：术后皮肤破溃者，忌烫洗，忌滥用消炎药膏；缝线拆除后，局部可规律聚维酮碘消毒换药、包扎；若局部渗出较多，可增加换药频次；若局部皮肤处于易受压位置，如骶尾部、髋部、足跟处等，应定时更换体位，避免久压。

（6）定期随访复诊：患者家属加强看护，定期检查患处；患者规律随诊，不适时及时就诊。

典型案例一：

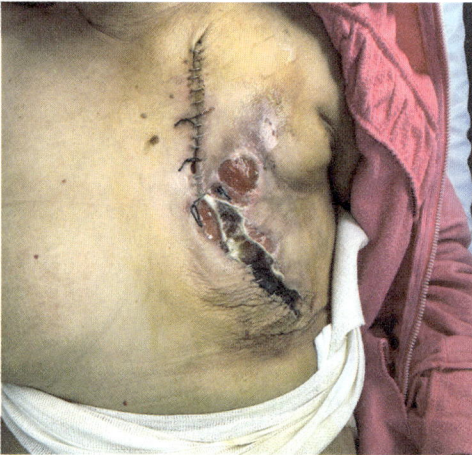

🍀乳腺癌术后皮肤破溃不愈治疗前

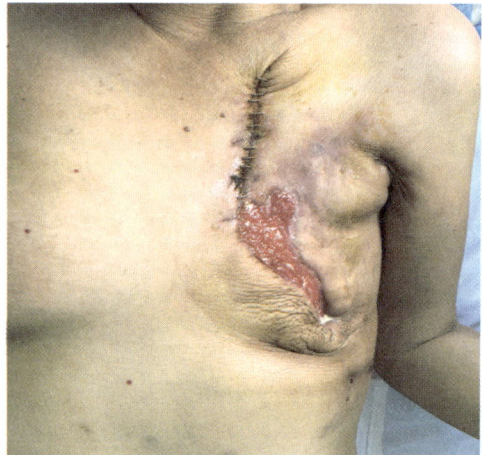

🍀治疗半个月后

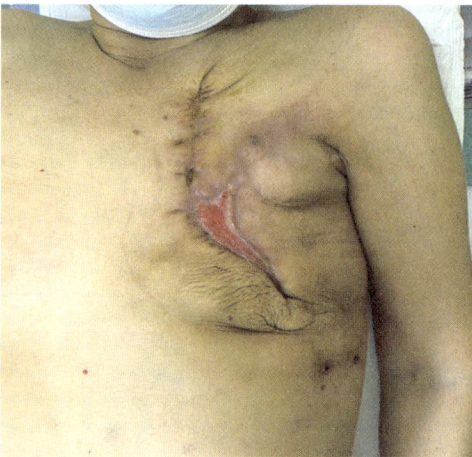

🍀治疗 1 个月后

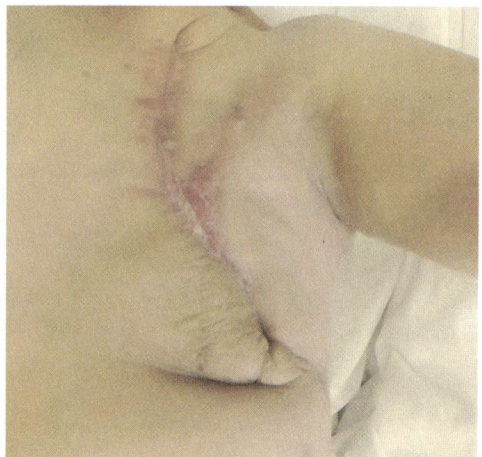

🍀治疗 2 个月后，痊愈

典型案例二：

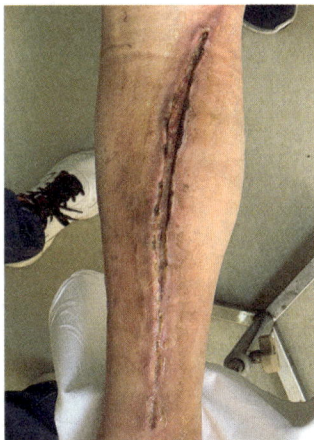

❀ 大隐静脉取材术后治疗前

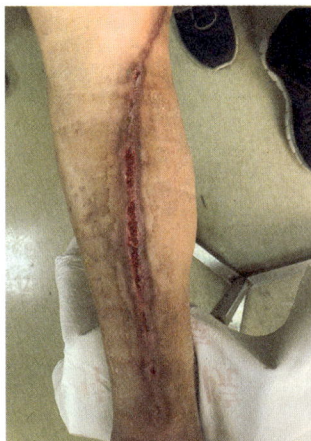

❀ 大隐静脉取材术后治疗中

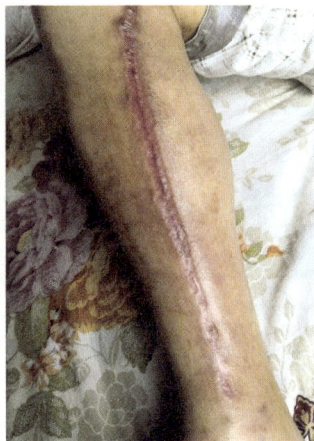

❀ 大隐静脉取材术后治疗后

（十三）外伤别只顾看骨折，小心小腿血肿惹麻烦

67岁的高某是一位因"左小腿胫前皮肤包块1月余，切开后破溃不愈14天"而住院治疗的患者。追问病史，高某有冠心病，长期口服拜阿司匹林肠溶片，1月余前骑自行车时与人碰撞摔倒，致左小腿胫前皮肤浅表破溃、起包，曾行

X 线检查，未见骨折，局部消毒包扎后包块持续不消。14 天前高某左下肢皮肤红肿，且间断疼痛，曾行下肢浅表软组织超声提示局部血肿形成，建议住院手术治疗。结合高某的病史，考虑"左小腿血肿形成、软组织感染"（中医称之为"瘀血流注"），在暂停拜阿司匹林肠溶片 1 周后于病房行局部血肿切开引流术，术中可见大量血块，术后静脉滴注抗生素，配合红纱条规律换药，中药内服以益气活血、清热利湿为主，约 20 天后左下肢破溃逐渐愈合。令高某及其家属十分不解的是，胫前为什么会形成血肿？下肢血肿形成有什么临床表现？下肢血肿与下肢深静脉血栓形成是一回事吗？有没有加速下肢血肿消退的方法？带着这些问题，让我们一起学习一下外伤后小腿血肿惹的那些麻烦。

1. 什么是小腿血肿？为什么刚开始没什么感觉？

小腿血肿多由外伤（碰撞、车祸等）致小腿肌肉软组织或者皮下血管损伤而形成。小腿血肿初期多表现为小腿局部明显的隆起、肿胀，或伴有疼痛，皮下淤青，排除骨折后，因其不影响活动，多易被忽视。多数患者约 1 周后小腿局部血肿的体积增大，局部皮温升高，伴有明显的红肿、疼痛后才引起重视。也可见部分患者前期小腿皮肤软组织破溃，曾行一期清创缝合后合并软组织感染。

2. 小腿血肿好治吗？是否需要手术？

小腿血肿是可以治好的。小腿血肿是否需要手术，主要根据小腿血肿的范围大小、局部是否合并感染、是否影响肢体功能活动（如剧烈疼痛等）进行客观分析。

（1）如果小腿血肿体积较小，局部无肿胀、疼痛，局部皮温正常，多可通过外敷如紫色消肿膏、定痛膏，口服活血化瘀类的中成药改善局部的血液循环，促进小腿血肿较快吸收、消退，此时多不需要进行手术治疗。

（2）如果小腿血肿体积较大，肢体活动障碍，局部红肿热痛，多为合并软组织感染，此时建议患者行局部血肿的清创治疗，且多不进行缝合，避免因感染导致再次手术的可能。

3. 小腿血肿影响骨头吗？需要制动吗？

小腿血肿多为肌肉软组织的损伤，累及层次多为皮、脉、肉，累及筋、骨层的很少，一般不会影响骨头。当小腿外伤后应进行小腿 X 线检查以排除小腿骨折，完善浅表软组织超声以明确小腿血肿病变累及层次。

小腿血肿不需要严格制动，适当的活动可减少静脉反流，减轻局部肿胀，减少下肢深静脉血栓的形成。

4. 小腿血肿与小腿深静脉血栓是一回事吗？会导致心梗吗？

小腿血肿与小腿深静脉血栓不是一回事。小腿血肿多局限于皮下肌肉层，合并软感染多为局部软组织感染，当局部引流通畅，血肿消退后则与正常肢体一样，故小腿血肿不会导致心梗。

小腿深静脉血栓为下肢深静脉血栓的一种，是静脉类疾病之一。下肢深静脉血栓是导致急性心肌梗死的重要原因之一。其表现多为患肢肿胀、疼痛，皮温升高，局部按压出现紫红色，腓肠肌压痛（＋），血凝检查提示 D- 二聚体、纤维蛋白降解产物（FDP）升高，下肢血管超声提示下肢深静脉血栓等。如出现血栓脱落，危害则较大，最严重的并发症为肺动脉栓塞，轻者表现为咳嗽、咯血、胸闷、气短，重者出现死亡。其治疗多以抗凝治疗为首选。

5. 小腿血肿会复发吗？

小腿血肿经正确的治疗后不会复发。

6. 小腿血肿可以用云南白药吗？

小腿血肿在排除骨折的前提下，仅小腿局部明显的隆起、肿胀，或伴有疼痛，皮下淤青，可以外用云南白药气雾剂。若小腿血肿存在骨折，则以骨折治疗为先，不应外用云南白药类药物。同时，若小腿血肿合并软组织感染，当以控制感染、清除血肿为先，云南白药类药物亦不适合使用。

7. 有什么预防措施可以防止小腿血肿进一步加重？

（1）小腿血肿比较局限，刚开始可以用冰袋冷敷，1 天后可以用热敷和活血化瘀类药物以加速人体的血液循环，加速水肿消退。

（2）小腿血肿不断增大者，忌用暴力挤压。局部红肿热痛明显，合并局部感染时，忌乱用活血药物、消炎药膏等，一定及时就诊。

典型案例一：

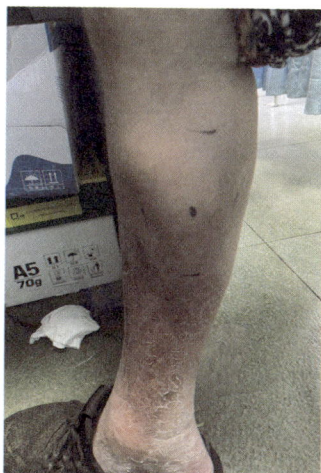

❀ 右小腿血肿。浅表软组织超声：右小腿内侧高凸处皮下见混合回声，约 10.5cm×4.8cm×2.6cm，距体表约 0.9cm，形态规则，边界清，内部回声欠均，内另见分隔。彩色多普勒血流成像（CDFI）：未见明确血流信号，提示右侧小腿内侧皮下囊实性包块，血肿可能

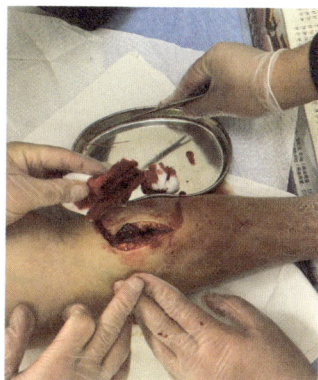

❀ 右小腿血肿切开后，取出大量褐色血栓样组织

典型案例二：

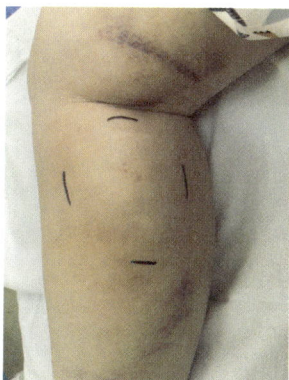

❀ 小腿血肿治疗前

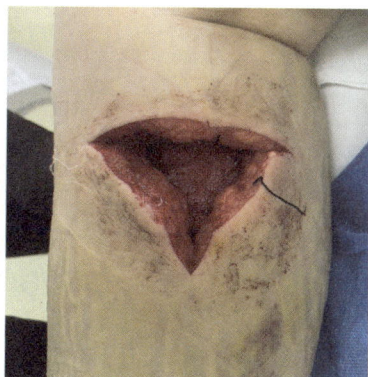

❀ 小腿血肿切开后

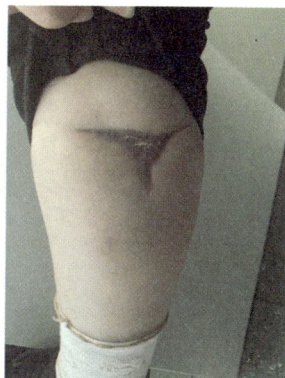

❀ 小腿血肿治疗后

（十四）久病卧床防压疮，翻身营养第一方

77岁的孙某是一位"骶尾部皮肤破溃、坏死1月余"的压疮患者。孙某7年前脑梗后就卧床不起，平时由护工照料。1月余前，一直照顾孙某的护工因家中有事辞职，孙某家属开始照顾患者。由于疏于给孙某翻身，加上孙某小便失禁，起初骶尾部皮肤微红，家属没有重视，再然后孙某骶尾部皮肤破溃，皮肤变黑坏死，局部红肿越来越大，家属才开始重视，曾外用消炎药膏、银离子敷料等治疗，均未见好转。后孙某就诊于我院，医生查看孙某，其精神尚可，骶尾部皮肤坏死，创周暗红肿胀，考虑"压疮"（中医称之为"褥疮"），予中医化腐清创术去除失活组织、通畅引流，外用红纱条换药治疗，并嘱患者家属加强看护，勤翻身，少食多餐增加营养，及时更换尿不湿。在家属及护工的配合下，孙某骶尾部破溃逐渐缩小。令家属十分不解的是，老年人为什么会得压疮？得了压疮是不是就意味着命不久矣？如何判断压疮是向好的方向发展的？有没有什么方法可以预防压疮的发生，防止其进一步加重？带着这些问题，让我们一起学习压疮的发生、治疗和预防。

1. 什么是褥疮？

褥疮又称压疮，或者压力性损伤，是指皮肤软组织长期受到压迫，血液循环发生障碍，出现缺血缺氧、营养不良，从而出现受压部位皮肤红肿硬块溃烂等，甚者皮肤全层感染、坏死，以及骨质破坏的疾病。褥疮多发于骶尾部、双

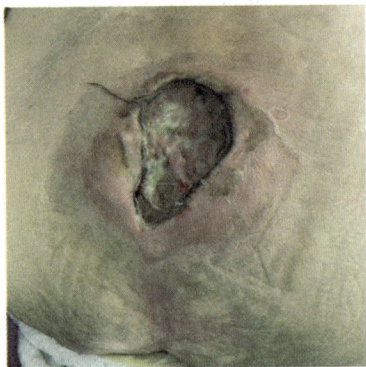

✿骶尾部压疮

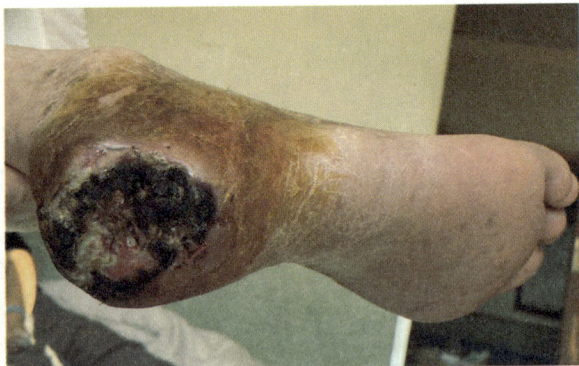

✿足跟部压疮

侧的髋部、足跟以及枕部、肩部等部位。

2. 褥疮能治好吗？怎么治疗？

褥疮的治疗十分困难，在积极控制基础病、改善患者营养状态、加强局部护理等多措施并举的情况下，褥疮是可以向好处发展的，甚至是可以治愈的。褥疮局部结黑痂或局部组织蜡黄，创周如气球伴暗红肿胀，患者疼痛剧烈，多发生在褥疮坏死溃疡期，此时应及时清除黑痂或蜡黄失活组织，充分减张，通畅引流，避免感染进一步加深、组织坏死。

褥疮临床分为 4 期。

（1）淤血红润期：褥疮患者受压部位的皮肤表面并未发生破损，多表现为局部皮肤的红肿、热、疼痛。此期应加强护理，勤翻身，加强受压部位皮肤的保护和清洁，可用无菌纱布块提前包扎局部，避免久压。

（2）炎性浸润期：褥疮患者受压部位的皮肤表皮会出现水疱，水疱极易破溃，而且会显露出潮湿红润的创面，患者的疼痛感增强。此期应加强局部护理，聚维酮碘消毒，外用消炎药膏或复方甘草油。

（3）浅度溃疡期：褥疮患者局部受压皮肤多可见溃疡形成，伴黄色渗出液，若局部合并感染则创面有脓苔覆盖，可见局部浅层组织坏死，患者的疼痛感会更进一步加重。此期可外用碘伏湿敷。

（4）坏死溃疡期：褥疮患者感染向周边及深部扩展，侵入真皮下层和肌层，部分患者还会出现组织发黑，有臭味，严重的还会出现败血症。此期需行清创

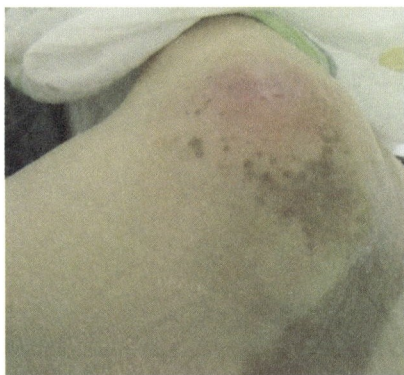

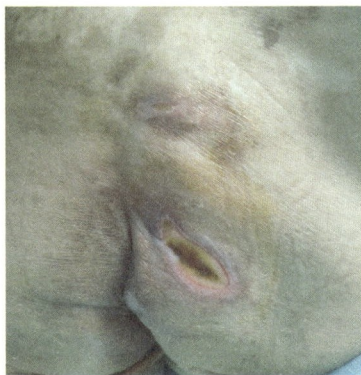

🍀 髋部压疮：淤血红润期 🍀 骶尾部及臀部压疮：浅度溃疡期

通畅引流，聚维酮碘湿敷换药。

3. 哪些人容易得褥疮？

（1）高龄、长期卧床、营养状况差、二便失禁、不能自理的患者。

（2）缺乏家属或护工照顾的患者。

4. 老年人得了褥疮是否意味着命不久矣？

褥疮≠死亡。老年人得褥疮多是由于长期卧床，患者身体局部长期受压，加上部分患者二便失禁，局部皮肤污浊而导致褥疮形成。危重病情会增加患褥疮以及褥疮加深的概率，但并不是患褥疮或是褥疮加深就意味着老人命不久矣。

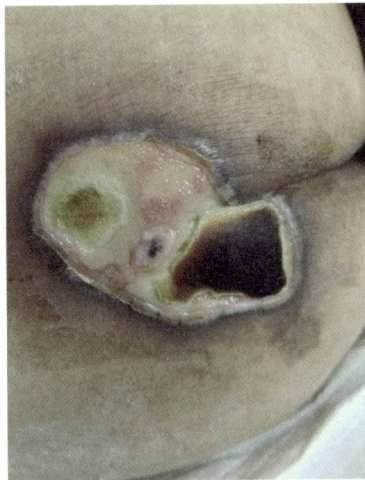

✿ 骶尾部压疮：坏死溃疡期

做好局部的护理，使用正确的方法治疗后，褥疮可以得到改善，可减少因褥疮感染而导致全身情况变差的概率。

5. 如何判断褥疮是向好的方向发展的？

褥疮是否向好的方向发展直接影响患者的生活质量和预后，可以从以下几方面判断褥疮是否向好的方向发展。

（1）最主要的是看局部情况：褥疮局部红肿消退，皮温降低，疼痛减轻，创周收束，创内失活组织减少，基底肉芽红润，无臭秽等表明褥疮在向好的方向发展。

（2）看整体状态：关注患者的精神状态、体温、血压、呼吸、心率、进食、二便等情况。

6. 老年人如何预防褥疮？

（1）勤更换体位，避免任何一个部位长时间受压是最重要的。

（2）保持受压部位皮肤的清洁，包括周围的床单被罩等。

（3）适当活动，忌电热烘烤。

（4）加强营养，少食多餐。

典型案例：

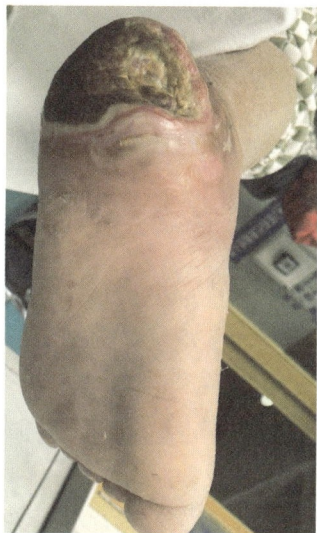

🍀足跟部压疮治疗前　　　　🍀足跟部压疮中　　　　🍀足跟部压疮治疗后

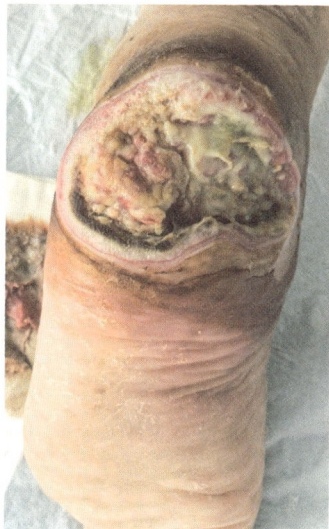

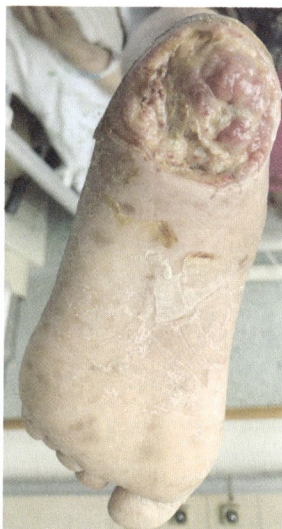

（十五）瘢痕疙瘩坏脾气，千万不要乱刺激

　　瘢痕疙瘩不仅影响美观，而且容易合并感染长期不愈，治疗不规范时常导致反复发作，瘢痕面积越来越大。68 岁的钱某是位因"前胸部瘢痕反复红肿、破溃 3 年，加重 5 天"就诊于门诊的患者。回想自己 3 年的救治经历，钱某痛苦不堪。起初钱某因车祸曾行开胸手术，手术后前胸部形成局部瘢痕。3 年前，钱某前胸部瘢痕开始破溃，伴脓血性分泌物，时有疼痛，曾就诊于多家医院，仅口服消炎药物、外用消炎药膏治疗，效果不佳。5 天前，钱某前胸部瘢痕处皮肤红肿，疼痛剧烈，就诊于我院。医生查看钱某，其瘢痕一处皮肤红肿，局部张力高，触之软，疼痛剧烈，一处皮肤微红，触之硬，考虑"瘢痕疙瘩形成、软组织感染"（中医称之为"蟹足肿"），因保守治疗效果不佳，建议手术治疗。在钱某同意后，医生随即为钱某行局部麻醉下脓肿切开引流，外用红纱条对症换药，无红肿处瘢痕外用黑布药膏治疗。约 1 个月后，钱某的瘢痕破溃处愈合，微红处瘢痕缩小。令钱某十分不解的是，瘢痕疙瘩为什么

这么难治？有什么好的治疗方法吗？瘢痕疙瘩的手术适应证是什么？有什么方法可以防止其加重和复发？接下来，让我们聊一聊瘢痕疙瘩为什么是个坏脾气。

1. 什么是瘢痕疙瘩？可以治愈吗？

瘢痕疙瘩是继发于皮肤外伤或自发形成的皮肤内结缔组织过度生长引起的病理性瘢痕组织。其特点包括：

（1）病变超过原始皮肤损伤范围，持续性生长。

（2）外观表现为高出皮肤表面，质硬韧和充血的结节状、条索状或片状肿块样组织。

（3）具有治疗抵抗和治疗后高复发率的肿瘤类疾病的特征。

（4）病理上可见成纤维细胞大量增殖，并合成大量增生粗大的胶原纤维。

根据其发病机制可分为：

（1）炎症型瘢痕疙瘩：以明显充血、快速向周边浸润并伴有疼痛、瘙痒为主要临床特征。采用抗炎药物注射疗法（如糖皮质激素）通常具有较好的疗效，可同时配合抗血管激光和硅胶制剂的辅助治疗。

（2）肿瘤型瘢痕疙瘩：多为充血不明显、色暗、突出表面和快速生长的块状物，类似肿瘤。其治疗首选以手术为主的策略。

瘢痕疙瘩的治疗十分困难，且复发率高，目前尚无特效治愈方法。

2. 瘢痕疙瘩遗传吗？有什么临床表现？

瘢痕疙瘩具有一定的遗传倾向。

瘢痕疙瘩好发于上胸及胸骨区，也可见于颈部、肩部、耳部和下肢。其典型症状和特征有：

（1）表面光滑发亮，质地坚硬，呈蟹足状，形态不规则。

（2）持续性、侵袭性生长。

（3）可出现红肿、瘙痒、疼痛等不适。

（4）无法自愈，难以自行消退。

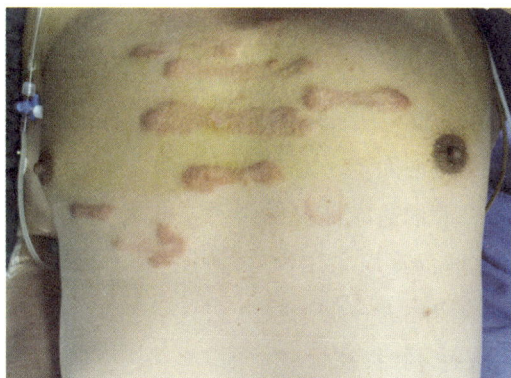

🍀前胸部瘢痕：高出皮肤表面，质硬韧，条索状，持续性生长，时有瘙痒

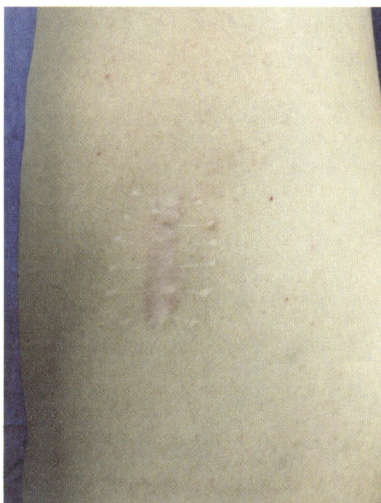

🍀手术后瘢痕：表面光滑发亮，质地
坚硬

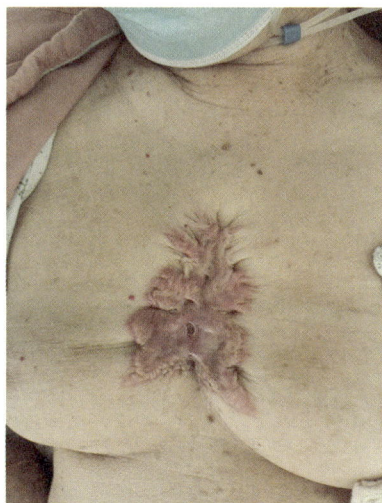

🍀两乳间瘢痕：不断增大，破溃，呈
蟹足状

3. 瘢痕疙瘩会癌变吗？瘢痕疙瘩的手术适应证是什么？

瘢痕疙瘩呈现良性肿瘤的特征，可进行性生长，不断侵蚀周边的正常组织，目前暂无数据支持其可发生癌变。

瘢痕疙瘩的类型、大小和分布是决定治疗方案的重要参考因素。专家组将瘢痕疙瘩具体分为以下 3 类：

（1）小型瘢痕疙瘩：直径＜ 2cm。

（2）中、大型瘢痕疙瘩：瘢痕长度 2 ~ 10cm，宽度＜ 5cm，手术切除直接拉拢缝合。

（3）超大型瘢痕疙瘩：直径＞ 10cm，宽度 ≥ 5cm，切除后无法直接缝合，需要植皮或皮瓣转移闭合创面。

各类型瘢痕疙瘩的手术适应证：

（1）小型瘢痕疙瘩：建议采用保守治疗，但耳部和含有感染灶的小型瘢痕疙瘩建议采用以手术切除为主的治疗方法。

（2）中、大型瘢痕疙瘩：在采取了预防瘢痕疙瘩术后复发措施的条件下，应尽早采用以手术治疗为主的综合治疗方案。

（3）超大型瘢痕疙瘩：在患者全身情况允许和采取了预防术后复发措施的条件下，应该采用以手术切除辅以皮片和皮瓣修复的综合治疗方案。

（4）全身广泛性或弥散性的瘢痕疙瘩：建议以非手术治疗为主，但若局部出现感染灶，可考虑局部感染灶手术切除，其余部位的瘢痕疙瘩仍以非手术治疗为主。

4. 瘢痕疙瘩手术后有什么方法可以防止其加重和复发？

（1）低浓度 5- 氟尿嘧啶（5-FU）注射或联合糖皮质激素注射为瘢痕疙瘩非手术治疗的一线治疗方案及预防术后瘢痕疙瘩复发的注射药物。随着病情的改善，逐渐降低 5-FU 和激素的浓度。原则上药物注射的频次应该控制在每 4 周注射一次，当瘢痕趋于平软之后，可将注射频次逐渐改为每 6、8 或 12 周一次，避免过度注射导致皮肤萎缩等。

（2）放射治疗为瘢痕疙瘩切除后预防复发的一线治疗方法。推荐低能量电子线（6 ~ 7MeV）和低能量 X 线（软 X 线）作为主要的 2 种放射源。一般是术后 24 小时放疗。

（3）运用硅胶制剂，如硅酮凝胶、复方肝素钠尿囊素凝胶（洋葱提取物）、积雪苷霜软膏，用药疗程多为 6 个月以上。

（4）压力性疗法——佩戴弹力性绷带（推荐压力 20 ~ 40mmHg，每天 24 小时，连续 6 ~ 12 个月）。

5. 如何预防瘢痕疙瘩?

原发性瘢痕疙瘩不能预防。继发性瘢痕疙瘩的预防可以从以下几方面入手:

（1）保持皮肤清洁润泽，不打耳洞、文身。外伤后及时消毒，避免继发感染。

（2）保持良好的生活习惯，规律作息，忌烟酒和进食辛辣刺激之品，特别是青春期、妊娠期患者。

（3）穿合身、纯棉类衣物。

（4）早期规律治疗痤疮、毛囊炎等疾患。

（5）皮肤张力大的手术后外用硅胶制剂，减少瘢痕形成。

典型案例:

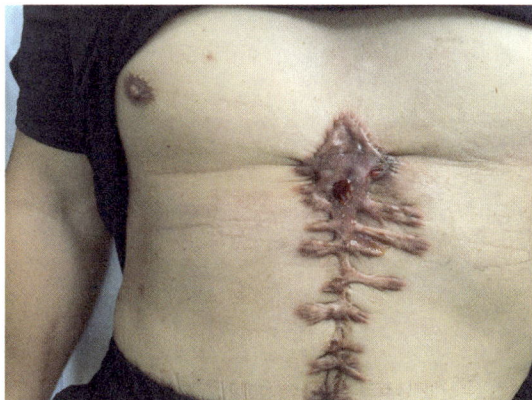

🍀 瘢痕上脓肿

（十六）小心，这是黑色素瘤!

42 岁的付某是一位因"发现右足跟处黑痣 2 个月"于门诊手术切除后行病理检查确诊黑色素瘤的患者。回顾病史发现，付某平素身体健康，无不良嗜好，2 个月前发现右足跟处皮肤黑痣如胎记一般，起初并没有重视，反而经常烫脚后搔刮足跟处黑痣。1 个月前不小心右足跟破溃，轻度渗血，酒精消毒后外用消炎药膏，破溃持续不愈，付某近日自觉足跟黑痣处瘙痒且时有疼痛才就诊于我院。医生建议扩大切除并留取病理，最终病理结果提示恶性黑色素瘤，建议其完善周身评估未见转移病灶，局部创面规律红纱条换药，破溃逐渐愈合。黑色素瘤属于中医学"瘤病类、恶创、翻花创"范畴，早发现、早诊断、早治疗是十分重要的。付某起初没有重视，不经意搔刮、摩擦等刺激均是导致其恶性病变的重要因素。因此，当您的皮肤上发现有一块较小、黑色、发亮的"胎记"，突然疼痛、瘙痒，体积增大或出现溃烂，您要小心，这可能是黑色素瘤。那么什么是黑色素瘤？是良性的还是恶性的？需要手术、放化疗吗？当黑痣发生恶性病变时是否可以提前判断？接下来，让我们一起认识一下黑色素瘤。

1. 什么是黑色素瘤？好发于哪些部位？

黑色素瘤是一种皮肤恶性肿瘤，多由黑色素细胞恶变而来，具有高度的侵袭性，易出现远处转移。临床多见于肢端皮肤（足底、足趾、手指末端和甲下部位等）和黏膜（鼻腔、口咽以及上、下消化道等）等部位。

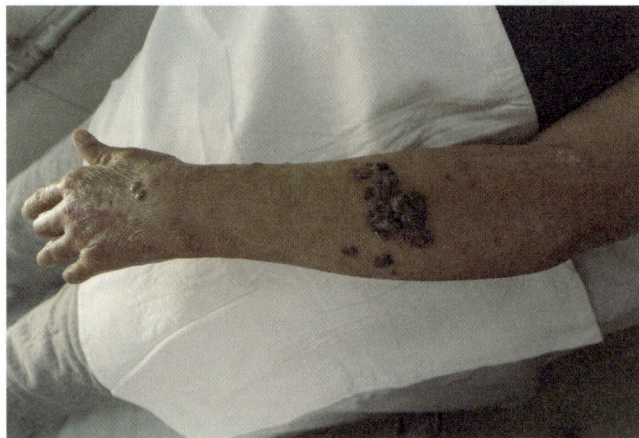

❀ 上肢黑色素瘤

2. 哪些因素容易诱发黑色素瘤？

（1）黑色素瘤家族史。

（2）长期紫外线暴露史。

（3）化学类化妆品的过度使用。

（4）不恰当的处理如色素痣多次激光、冷冻、刀割、摩擦等。

3. 早期黑色素瘤有什么典型症状？

原有痣的形状、大小、颜色或者感觉发生改变。皮肤上出现新的色素斑或者不寻常增长。痣的早期恶变症状可总结为 ABCDE 法则：

A 代表形状不对称（Asymmetry）：良性的痣往往是左右或上下对称，若不对称，需警惕。

B 代表边界不清、不规则（Border）：良性的痣边缘常为整齐而规则，若边界变得模糊不清，具有侵犯性，则要小心。

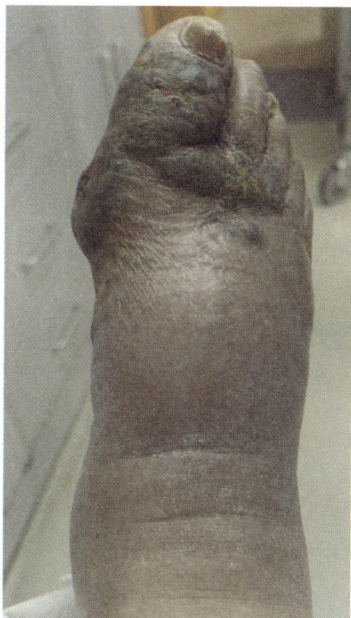

🍀 足黑色素瘤

C 代表颜色不均匀（Color）：并不是痣颜色越黑越坏，若同一个痣颜色分布不均更值得注意。

D 代表直径（Diameter）：当痣的直径＞6mm 时，或在短期内明显长大时要留心观察。

E 代表隆起（Elevtion）：一些早期的黑素细胞瘤整个瘤体会有轻微隆起，需警惕。

4. 什么时候应该就医？

色素痣在较短时间内出现伴发症状与颜色、质地的改变，必须警惕，应及时就医，尽早手术切除。出现以下临床改变，提示色素痣可能发生恶变：

（1）疼痛、瘙痒。

（2）体积增大或周围出现小的"卫星痣"。

（3）颜色改变，深浅不一。

（4）周围有炎症性红晕。

（5）色素痣出现硬结或溃烂。

5. 黑色素瘤如何确诊？是否要做基因检测？

黑色素瘤需手术切除，病理确诊。

诊疗指南建议所有黑色素瘤患者在治疗前做 BRAF、CKIT 和 NRAS 等基因检测。基因检测结果对黑色素瘤患者的预后、分子分型、晚期治疗具有一定的指导意义。

6. 黑色素瘤如何分期？

黑色素瘤分期越早，治愈的可能性越大。分期越晚，治疗的难度越高。其临床分期与肿瘤一样，其中：

0 期为原位癌，肿瘤局限在皮肤或黏膜内，没有发生浸润和转移。

Ⅰ～Ⅱ期为局限性无转移（如足底黑色素瘤，其他部位未发现肿瘤）。

Ⅲ期为区域转移（如足底黑色素瘤，发现腹股沟区淋巴结转移）。

Ⅳ期为远处转移（如足底黑色素瘤，发现肺部转移）。

7. 黑色素瘤如何治疗？

黑色素瘤的治疗目前仍在不断的探索中，其中常规治疗包括手术、放疗、化疗、靶向治疗和免疫治疗等。

（1）手术治疗：早期黑色素瘤可以通过手术治愈，出现区域淋巴结转移时可行淋巴结清扫术，晚期患者如为孤立性转移也推荐手术治疗。

（2）术后辅助治疗：手术切除体内可见的黑色素瘤后，通过使用药物等全身治疗可减少肿瘤复发和转移，适合高危期（ⅡB～ⅢA期）和极高危期（ⅢB～Ⅳ期）人群。

（3）放疗：一般认为黑色素瘤对放疗不敏感，某些特殊情况下可使用放疗。

（4）全身系统治疗：对于不能手术切除的Ⅲ期或者Ⅳ期黑色素瘤患者，建议行系统的全身治疗，或者参加临床试验。全身治疗包括化疗、靶向治疗和免疫治疗，如程序性死亡受体 1（PD-1）等。

典型案例：

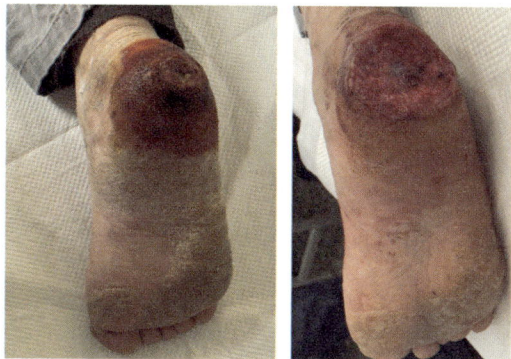

🍀 足跟部黑色素瘤：患足皮肤粗糙增厚，足跟部破溃 3 月余，触之易出血，且有异味，局部切除留取病理考虑"黑色素瘤"，扩大切除

（十七）坏疽性脓皮病知多少

　　65 岁的金某是一位因"左下肢皮肤破溃不愈 5 月余"于徐旭英主任门诊治疗的患者。起初徐主任并没有太在意金某的创面，因其发生于左小腿胫前外侧，下肢皮肤色素沉着、污浊，疼痛，以为是"下肢慢性溃疡——臁疮"，经中药内服清热利湿、解毒生肌，外用红纱条治疗半月后创面不仅没有好转的迹象，反而破溃增大、创周色黑，伴疼痛加重。徐主任再次查看患者并追问病史，金某诉起初就是起脓疱伴疼痛，自行挑破脓疱后破溃，伴疼痛加重，否认免疫相关疾病史，局部创面见溃疡边缘皮肤呈紫红色，向周围潜行性扩展，触压创周可见脓性分泌物，且溃疡疼痛剧烈，考虑"脓皮病？"，建议其完善皮肤病理和免疫、肿瘤、结核等生化检查，忌过度清创，暂予对症治疗，并嘱其保持局部清洁，忌长时间负重行走。坏疽性脓皮病临床诊断缺乏特异性，治疗困难。有效的鉴别对其后续的治疗十分重要。什么是坏疽性脓皮病？其有什么临床表现？需要如何治疗及预防？下面让我们一起学习一下坏疽性脓皮病。

1. 什么是坏疽性脓皮病？是否具有传染性？会不会遗传？

　　坏疽性脓皮病（pyoderma gangrenosum，PG）是一种以皮肤炎症和溃疡为主要表现的非感染性嗜中性皮病，常伴有系统性疾病（炎症性肠病、关节炎、骨髓源性肿瘤等）。其病因尚不明确，可能是一种免疫性疾病。本病具有慢性、复发性、坏死性、溃疡性、瘢痕性、疼痛性的特点，皮肤外伤常为重要诱因之一，碘化钾可使病情加重。该病最常发生于中青年，平均发病年龄40～60岁，女性较男性多见。其不具有传染性，目前暂无相关数据支持其具有遗传性。

2. 坏疽性脓皮病有什么临床表现？

坏疽性脓皮病临床主要表现为破坏性、坏死性、非感染性的皮肤溃疡，伴有剧烈的疼痛。

该病分为四大亚型：溃疡型（最常见）、大疱型（非典型）、脓疱型、增殖型（浅表肉芽肿型）。四大亚型的共同特点是具有相同的临床病程，特征：起初为炎性丘疹、脓疱、水疱或结节，随后扩展、破裂融合形成大的糜烂或溃疡，伴组织坏死。除增殖型坏疽性脓皮病以外，其他三型进展较迅速，并且疼痛程度通常大于根据溃疡表现所预期的疼痛程度，伴或不伴发热。该病病程比较长，一般持续数周或者数月。

3. 坏疽性脓皮病有什么好的治疗方法？有后遗症吗？

坏疽性脓皮病的治疗，分为对因治疗和对症治疗。对于有自身免疫病的患

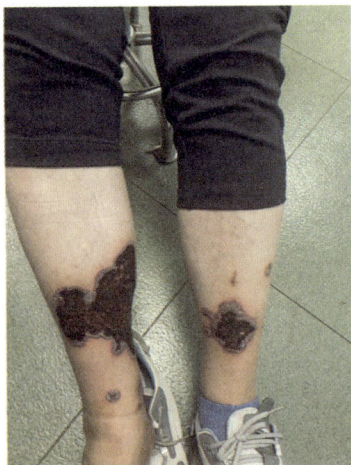

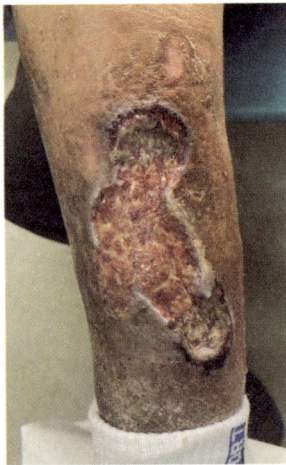

🍀 皮肤坏疽

🍀 左小腿胫前脓皮病溃疡型，疼痛剧烈，向周围破坏性进展，溃疡的基底呈化脓性和坏死性，溃疡通常深达皮下脂肪层

者，应积极治疗原发疾病。对症治疗即采用药物（免疫抑制剂环磷酰胺、甲氨蝶呤，糖皮质激素甲基泼尼松龙）、手术、局部的治疗。

坏疽性脓皮病病程长，不易治愈，且易复发，其自身不会产生后遗症。但激素类药物若使用不合理可产生如骨质疏松、股骨头坏死、机体代谢紊乱等不良反应。

4. 怎样区分不同分型的坏疽性脓皮病？

（1）溃疡型（最常见）：①多见于下肢和躯干，其他部位也可发病。②该型皮损初起在外观正常的皮肤或外伤部位出现压痛性炎性丘疹、脓疱或水疱，随后向四周扩展，中心坏死，形成溃疡。溃疡边缘皮肤呈蓝色或紫红色，向周围破坏性进展（潜行性），受累组织不规则扩大可能呈现匐行形外观。溃疡的基底呈化脓性和坏死性，溃疡通常深达皮下脂肪层，有时甚至达筋膜层。在病程的不同阶段，病灶可为单个或多个，愈合的溃疡常形成萎缩性筛状瘢痕。

（2）大疱型（非典型）：①相对少见浅表性坏疽性脓皮病。②易发生于血液系统疾病相关坏疽性脓皮病患者中，手臂和面部最易受累。③常表现为受累区域中快速发生的蓝灰色、炎性大疱。大疱迅速糜烂，形成浅表溃疡。

（3）脓疱型：①常发生在炎症性肠病患者中，且往往发生于肠病的急性加重期。②表现为快速进展的疼痛性脓疱，周边绕以红晕，常伴随发热和关节痛。

（4）增殖型（浅表肉芽肿型）：①是一种局限性、单发的浅表性坏疽性脓皮病。②头颈部最常见。③表现为惰性（病变迟缓）、疼痛较轻的结节、斑块或溃疡。其通常表现出疣状，无潜行性边缘和脓性基底。

5. 坏疽性脓皮病的诊断标准是什么？

坏疽性脓皮病的临床、组织病理学和实验室均发现不具特异性，只能排他性诊断。因此，必须重视患者临床病史的采集和体格检查。诊断需要至少满足主要标准和 4 个次要标准。

（1）主要标准：溃疡边缘活检显示中性粒细胞浸润。

（2）次要标准：①排除感染。②变态反应性（pathergy）。③炎症性肠病或炎性关节炎病史。④迅速形成溃疡的丘疹、脓疱或水疱病史。⑤溃疡部位存在周围发红、潜行性边缘和压痛。⑥多发性溃疡（至少有一个发生在小腿前侧）。

⑦愈合的溃疡部位形成筛状或"皱纸样"瘢痕。⑧开始使用免疫抑制药物的1个月内溃疡面积缩小。

6. 坏疽性脓皮病患者平时有什么注意事项?

（1）注意保持皮损处皮肤清洁，减少局部外伤。

（2）远离有害气体、粉尘、过敏原等的刺激。

（3）规律作息，注意劳逸结合，保持乐观态度。

（4）戒烟忌酒，荤素搭配，均衡饮食。

（5）不过度食用保健类药物。

典型案例：

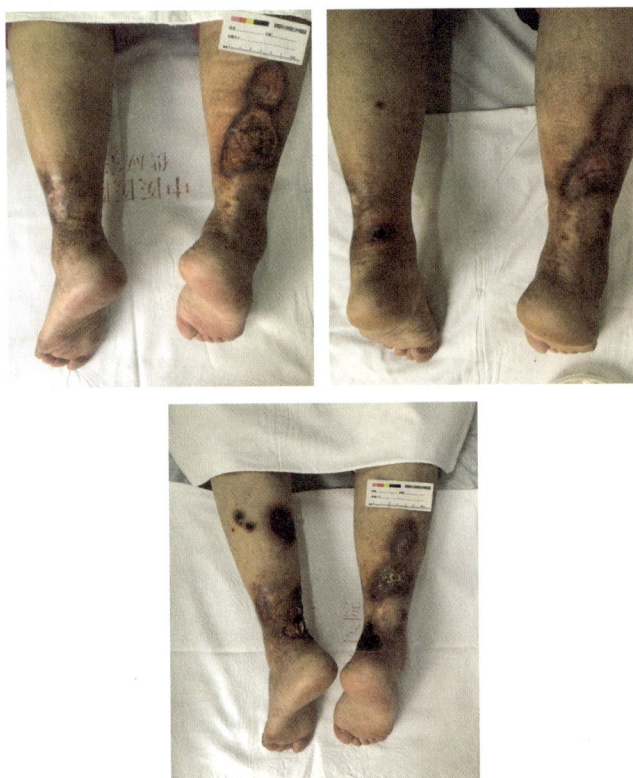

🍀 坏疽性脓皮病治疗前后

（十八）凶险的皮肤感染——坏死性筋膜炎

61 岁的谢某是一位因"左足背暗红疼痛伴发热 3 天"而于病房住院行急诊手术的坏死性筋膜炎患者。回顾谢某的病史，谢某家属说"没想到这么严重"。原来，谢某糖尿病多年，一个人居住，虽然能自理但卫生习惯差，平素血糖亦不怎么控制。3 天前谢某出现发热，无咳嗽咳痰，无汗出，体温 36.8 ~ 39℃，多于午后发热，左足背皮色微红。家属看谢某精神明显减弱，遂陪其来到我院就诊。门诊查看患者精神弱，发热，体温 38.1℃，无咳嗽、胸闷、腹痛等不适，左足背暗红结黑痂，局部张力轻度升高，遂收入院。入院后完善相关检查，结果提示白细胞计数 $16.68×10^9$/L，C 反应蛋白 169mg/L，血小板压积 16.8ng/mL，考虑左足感染重，于床旁行足背红肿处切开引流，未见明显脓性渗出；第 2 日查看患足可见左足背切开引流处至小腿中下 1/3 处皮肤红肿、疼痛，午后患者发热，体温 39.2℃，精神弱，纳差，考虑患者周身血流动力学条件相对平稳，遂病房手术室急诊行切开引流，术中可见左足背沿至小腿中下 1/3 处筋膜失活坏死，予充分减张、通畅引流，术后继予静脉滴注抗生素、营养支持、规律换药，体温逐步恢复正常，左足逐步得以保全。令谢某家属十分不解的是，为什么足背看着问题不大，坏死组织却深及筋膜层？目前有什么方法可以检查出来坏死性筋膜炎？术后如何促进其康复？接下来，让我们一起认识一下周围血管病的急危重症之———坏死性筋膜炎。

1. 什么是坏死性筋膜炎？

坏死性筋膜炎（necrotizing fasciitis，NF）是一种以广泛而迅速的皮下组织和筋膜坏死为主要特征的急性软组织感染。本病感染只损害皮下组织和筋膜，不累及感染部位的肌肉组织是其重要特征。其起病急，进展迅速，病情凶险，病死率高，常伴有全身脓毒血症，属于外科急危重症。该病可累及全身各个部位，发病以四肢、会阴部为多见，尤其是下肢。但该病早期临床表现不典型，易导致误诊。因此，提高对该病的认识并做到早期诊断和治疗极为重要。

2. 为什么会得坏死性筋膜炎？其有什么临床表现？

坏死性筋膜炎的发病原因常为多种细菌的混合感染，部分患者是没有明确原因的。其中细菌主要是化脓性链球菌和金黄色葡萄球菌等需氧菌。

该病多发于自身免疫功能损害的患者（长期使用皮质类固醇和免疫抑制剂者、恶性肿瘤患者）。

该病可继发于任何皮肤破损或血源性播散的感染，如蚊虫叮咬、疫苗注射、针刺伤、皮肤脓肿、烧伤、外科术后（空腔脏器手术后、肛周脓肿引流、拔牙、腹腔镜操）等。

糖尿病、肥胖、吸烟、酒精性肝炎、肝硬化是其发病的高危因素。

临床表现：局部可见早期患肢皮肤紫红色片状红肿，边界不清，剧烈疼痛。疼痛缓解，患肢麻木（并非减轻，而是病灶部位的感觉神经被破坏后，疼痛被麻木或麻痹所替代）。患肢皮肤的颜色逐渐发紫、发黑，可见血性水疱或大疱。坏死广泛扩散，呈潜行状，有时产生皮下气体，检查可发现捻发音，皮下脂肪和筋膜液化坏死，可见奇臭的血性渗液。

整体状况：初期患者即有畏寒、高热、厌食、脱水、意识障碍、低血压、贫血、黄疸等严重的全身性中毒症状。常见的并发症有贫血、弥漫性血管内凝血、中毒性休克、多器官功能衰竭。

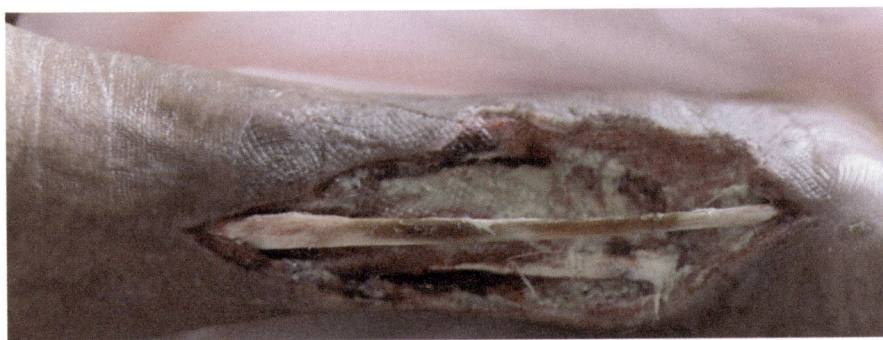

🌿下肢坏死性筋膜炎，切开患处可见皮下脂肪液化，沿肌腱走行处坏死

3. 坏死性筋膜炎需要手术吗？手术风险大吗？

坏死性筋膜炎患者的局部体征与全身症状的轻重不相称是本病的主要特

征，即局部症状尚轻，全身却表现出严重的中毒症状。本病起病急，早期局部体征常较隐匿，24 小时内可波及整个肢体。感染致病变组织及周围存在广泛的血管血栓，药物常难以到达，故积极、大剂量抗生素治疗 1 ～ 3 天无明显效果时，应立即手术治疗。

彻底清创，充分引流是治疗成功的关键。手术风险的大小与患者自身的状况有很大关系，若合并众多基础病、机体内环境紊乱、意识障碍等，则手术风险很大。手术以通畅引流、减轻局部皮肤张力、控制感染为目的。单纯局部皮肤切开引流手术风险有限。

4. 坏死性筋膜炎术后患者有什么注意事项？

坏死性筋膜炎据病情可能需要多次手术，多以通畅引流、控制感染和祛除坏死组织、促进创面愈合为目的。除内科基础病的治疗、消炎药物的足量应用、营养支持、对症止痛、创面规律换药外，医生还需要：

（1）向患者解释病情，争取患者知情，并积极配合相关治疗。

（2）嘱咐家属多鼓励、关心患者，树立战胜疾病的信心。

（3）嘱咐患者保持自身及生活环境的清洁卫生，定期翻身，适当活动。

（4）鼓励患者少食多餐，荤素搭配，均衡饮食。

5. 坏死性筋膜炎与气性坏疽一样吗？

不一样。气性坏疽是一种由厌氧梭状芽孢杆菌属引起的创伤性感染性疾病。此种病原体一般由深部组织创伤（伤口较深、伤后未及时彻底清创）的伤口侵入，常突然发病，有高热、脉搏和呼吸加快、全身无力、烦躁不安等前驱症状。伤口感染后出现局部皮肤肿胀，有胀裂样的疼痛感，按之有"捻发"音，按压伤口时有血性混浊的液体流出，伴有气泡，逐渐出现肌肉坏死，呈紫红色或者土灰色，失去弹性。病变发展较快，需急诊手术。

气性坏疽致病菌可通过接触传染播散，因此气性坏疽的患者应该做好隔离防护，衣服、使用过的器械应单独收集并消毒。气性坏疽只是一般性传染病，经过土壤、飞沫、直接接触传播，感染后如果得不到及时治疗，12 小时内可造成严重后果，甚至死亡，但对没有伤口的普通人并没有影响。

典型案例：

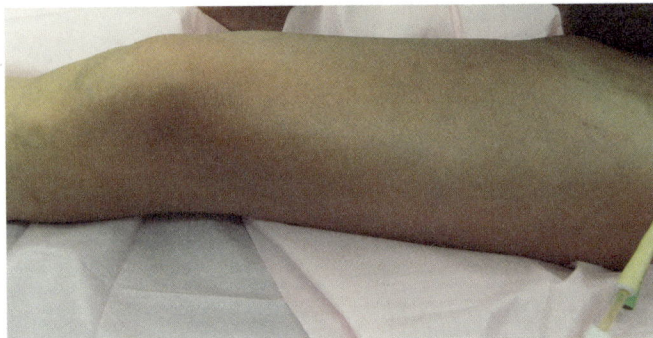

🍀 坏死性筋膜炎：患者高热，精神弱，血常规示白细胞计数、C反应蛋白明显增高，左下肢大腿皮肤紫红色片状红肿，边界不清，剧烈疼痛

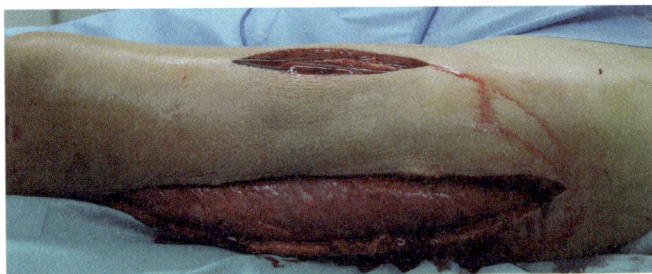

🍀 切开后可见皮下脂肪和筋膜液化坏死，可见奇臭的血性渗液

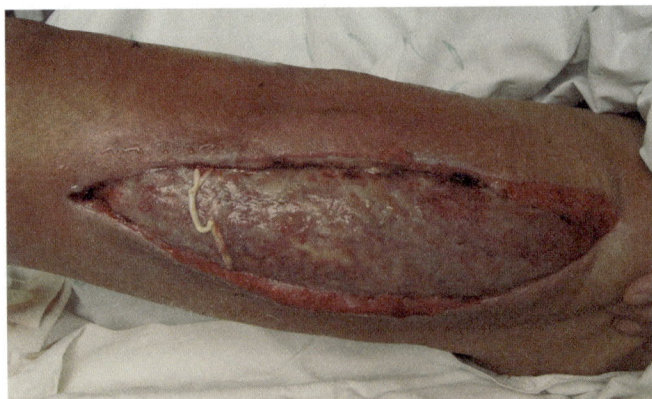

🍀 切开后引流第3天，患足体温正常，患处张力明显下降

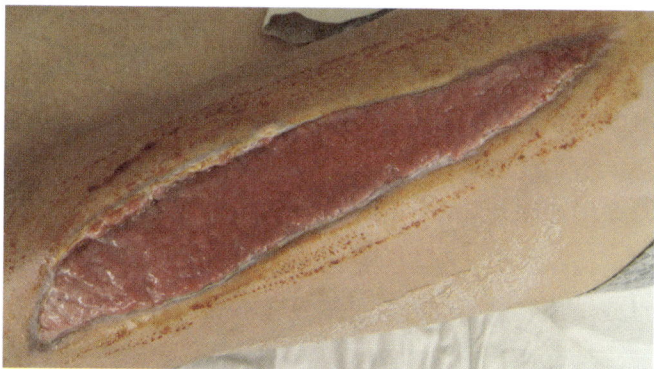

🍀半个月后，患者局部皮温、皮色恢复，创面渐趋向愈

（十九）你想知道的关于甲状腺结节的 8 个疑问

  45 岁的路某是一位体检发现甲状腺结节 C-TIRADS（中国版甲状腺影像报告与数据系统）4 类，行病理检查确诊甲状腺乳头状癌而行甲状腺全部切除术的患者。追问病史，原来路某是一家企业的财务主管，平时工作认真负责，但压力大，2 年前体检时就发现有甲状腺结节，没有太在意，近半年由于工作和家庭变故，自觉甲状腺结节增大，做甲状腺超声提示甲状腺结节 C-TIRADS4 类，在医生的建议下行病理检查，没想到是甲状腺癌，完善周身体检未见转移癌性病灶，此后规律体检，未见异常。甲状腺结节属于中医学"瘿病"范畴，中医治疗以理气化痰、消瘀散结为主，常用内消连翘丸、逍遥丸、小金丸等治疗。令路某十分费解的是，为什么自己会长甲状腺结节？甲状腺结节的发病原因是什么？什么情况下需要做病理检查和甲状腺手术？有没有非手术治疗甲状腺结节的方法？接下来，让我们一起认识一下甲状腺结节。

1. 什么是甲状腺结节？其发病原因是什么？

  甲状腺结节是对甲状腺内肿块的一个统称，可以单发或多发。临床上甲状腺结节良性者多，恶性者少（5% ~ 10%）。甲状腺癌大多数恶性程度较低，患者存活率很高，总体预后良好。

  甲状腺结节根据病因分为 5 种类型：甲状腺炎性结节、甲状腺囊性病变、结节性甲状腺肿块（增生性）、甲状腺腺瘤（良性肿瘤）、甲状腺恶性肿瘤（即甲状腺癌，包括乳头状癌、滤泡状癌、髓样癌、未分化癌等）。

甲状腺结节的病因尚不十分清楚，可能与以下因素相关：

（1）接触放射线（尤其是儿童期头颈部接受过辐射）。

（2）碘摄入不足或过量。

（3）自身免疫功能紊乱（如桥本甲状腺炎等）。

（4）家族遗传（如甲状腺髓样癌等）。

（5）病毒或细菌感染引起的炎性病变（如亚急性甲状腺炎等）。

（6）焦虑、抑郁或精神压力过大。

2. 甲状腺结节有何症状及危害？是否需要手术？

大多数甲状腺结节没什么症状，其被发现多见于体检或甲状腺超声检查。

甲状腺结节对身体是否有危害，主要取决于结节的性质（良性还是恶性？）、大小以及功能状态。

（1）结节性质：甲状腺结节有良恶性之分，良性结节一般无症状，少数可有疼痛症状（如炎性结节）或是压迫症状（如大结节），但对身体基本无大害。恶性结节（即甲状腺癌）危害较大，尤其是甲状腺髓样癌及未分化癌，恶性程度高，预后差。

（2）体积大小：小的结节一般无明显不适症状。大的结节或呈侵袭性生长的结节会对周围的组织、器官产生压迫，导致声音嘶哑（压迫喉返神经）、呼吸困难（压迫气管）、吞咽困难（压迫食管）等。另外，当结节出血囊性变时，患者可出现短时间内结节的迅速增大。

（3）功能状态：绝大多数甲状腺结节属于无功能结节，少数结节可以自主分泌甲状腺激素引起甲状腺功能亢进（简称甲亢），患者可有怕热、多汗、心慌、手抖、多食、消瘦、腹泻、容易激动、兴奋失眠等伴随症状。还有些结节可能合并甲状腺功能减退（如桥本甲状腺炎、亚急性甲状腺炎等），表现为畏寒怕冷、心跳减慢、腹胀、便秘、水肿、体重增加、嗜睡、精神不振、记忆力减退、月经失调等。

对于合并下列情况的甲状腺结节需要考虑手术治疗：

（1）穿刺活检证实是恶性结节。

（2）短期增长迅速，高度怀疑是恶性结节。

（3）体积较大（直径＞ 4cm），出现压迫症状的结节。

（4）毒性甲状腺结节（可采取手术或放射性 131 碘治疗）。

（5）反复出血的囊性结节。

3. 发现甲状腺结节后还需要做什么检查才能明确其良、恶性？

发现甲状腺结节后，可通过甲状腺结节细针穿刺活检（FNAB）或切除病理明确其性质。临床常规检查有甲状腺 B 超、甲状腺功能、甲状腺自身抗体、甲状腺肿瘤标志物（如降钙素、癌胚抗原、甲状腺球蛋白等）、甲状腺核素显像。

4. 甲状腺恶性结节的超声特征有哪些？

甲状腺结节局部以下特征越多，恶性结节的风险则越高：①低（或极低）回声实性结节。②结节形态不规则。③结节边界模糊不清。④结节内部多发微钙化（直径＜ 1mm。注意：良性结节虽然也可以有钙化，但一般是环形钙化或粗大钙化）。⑤结节纵横比＞ 1（即结节呈纵向生长）。⑥结节内部血流丰富（注意：结节外部血流丰富不提示恶性）。⑦伴有颈部淋巴结超声影像异常等。

超声医生根据 C-TIRADS 的分级标准对甲状腺结节恶性风险进行分级，级别越高，说明结节恶性的可能性就越大。简单来说，C-TIRADS 1 ~ 2 类绝对安全，C-TIRADS 3 类基本安全，C-TIRADS 4 类的结节恶性风险相对较高，C-TIRADS 5 类高度可疑恶性。

5. 哪些情况需要做结节穿刺活检？

临床上，对直径＞ 1cm、超声提示有恶性征象的甲状腺结节，均推荐做甲状腺穿刺细胞学检查（FNA）。直径＜ 1cm 的甲状腺结节一般不推荐做穿刺检查，但若超声检查具有恶性结节特征，且同时合并以下任一甲状腺癌高危因素，也需要进行 FNA 检查：

（1）童年期有颈部放射线照射史或辐射污染接触史。

（2）有甲状腺癌家族史或甲状腺癌综合征病史。

（3）18 氟 - 氟代脱氧葡萄糖（18F-FDG）显像阳性。

（4）血清降钙素（CT）水平异常升高。

6. 甲状腺结节有哪些非手术治疗方法？

甲状腺结节的非手术治疗主要包括热消融治疗、经皮无水乙醇注射（PEI）治疗、促甲状腺激素（TSH）抑制治疗、放射性 ^{131}I 治疗等，现分述如下。

（1）热消融治疗：在超声的引导下，将消融针刺入甲状腺结节内部，利用微波、射频或激光让针尖产热，使甲状腺结节在高温下发生凝固坏死，并被机体逐渐吸收变小。这种方法的优点是无需开刀、创伤小、无瘢痕、并发症少、疗效确切，现已成为甲状腺良性结节的一种主要治疗方法。

（2）PEI 治疗：又称酒精消融，主要适用于囊性或以囊性为主的甲状腺结节。此外，该法对功能自主性甲状腺结节也有一定疗效。

（3）TSH 抑制治疗：通过服用超过生理剂量的甲状腺激素，反馈性地抑制垂体 TSH 的分泌，减少由 TSH 升高引起的甲状腺增生。该法只限于 2cm 以下的甲状腺良性结节，但对 TSH 水平原本就很低的患者无效。总的来讲，TSH 抑制治疗临床效果欠佳，且不良反应较大（心悸、失眠、血压升高、骨钙丢失等），一般不做推荐。

（4）放射性 ^{131}I 治疗：^{131}I 可用于治疗毒性甲状腺腺瘤和毒性多结节甲状腺肿。

7. 甲状腺结节患者需要限碘吗？

甲状腺结节患者是否需要限碘要视不同的情况而定。

（1）甲状腺功能正常且甲状腺自身抗体阴性的单纯甲状腺结节患者不需要限碘，正常饮食即可。

（2）合并甲亢的甲状腺结节患者需要低碘饮食。

（3）^{131}I 治疗前需严格忌碘，炒菜必须用无碘盐，禁食海带、紫菜、虾皮、海鱼等高碘食物。

（4）桥本甲状腺炎伴发结节者，虽然不必严格限碘，也要避免高碘饮食。

8. 良性结节是否会恶变？

有研究证实，良性甲状腺结节一般不会转为恶性。如果甲状腺结节是恶性的，往往从一开始就是恶性的；如果不是，将来也不会转为恶性的。

至于有些患者甲状腺结节超声检查最初报告是良性的，之后随访变为恶性的，其可能原因是，结节本身就是恶性的，但在最初检查时，结节的恶性征象不典型，随着时间的推移，结节大小、形态、回声、血供等发生变化，甚至出现微钙化，超声下结节的恶性征象逐渐变得典型。

（二十）桥本甲状腺炎与甲状腺功能亢进你分得清吗？

甲状腺是位于颈部正中的重要内分泌器官，主要生产甲状腺激素。甲状腺激素对维持人体的新陈代谢，促进生长发育，以及对长骨、脑和生殖器官的发育具有重要作用。桥本甲状腺炎与甲状腺功能亢进是甲状腺功能异常的常见疾病。桥本甲状腺炎是甲状腺功能减退吗？您觉得甲状腺肿大是甲状腺功能亢进造成的吗？您觉得精神萎靡或亢奋、食欲不振或多食易饥、出汗减少或多汗、怕冷或怕热是甲状腺功能减退还是亢进？桥本甲状腺炎与甲状腺功能亢进是要补碘还是限碘？桥本甲状腺炎与甲状腺功能亢进需要治疗吗？也许现在的您还分辨不清楚什么是桥本甲状腺炎，什么是甲状腺功能亢进，其临床表现和预防有什么不同。接下来，让我们一起学习一下桥本甲状腺炎和甲状腺功能亢进。

1. 什么是桥本甲状腺炎？

桥本甲状腺炎也称慢性淋巴细胞性甲状腺炎，是一种自身免疫性疾病，是遗传与环境等多种因素相互作用的结果，是造成甲状腺功能减退最常见的原因。患者多表现为无痛性弥漫性甲状腺肿（甲状腺对称性肿大、质硬、表面光滑），多伴有甲状腺功能减退（出汗减少、怕冷、动作缓慢、精神萎靡不振、疲乏无力、嗜睡、智力减退、食欲不振等），较大腺肿可有局部压迫症状（出现呼吸困难、气喘、咳嗽、声音嘶哑等）。一般不需治疗，出现明显甲状腺功能减退症状时进行甲状腺激素替代治疗（常用左旋甲状腺素），合并甲状腺迅速肿大伴局部疼痛或压迫症状时可加用糖皮质激素。该病一般预后良好。

2. 桥本甲状腺炎的诊断依据是什么？

桥本甲状腺炎依据甲状腺肿大、基础代谢率低、甲状腺吸碘率减少，结合血清甲状腺过氧化物酶抗体（TPOAb）和甲状腺球蛋白抗体（TgAb）显著增高，以及穿刺活检等可诊断。

3. 甲状腺功能减退需要终身治疗吗?

甲状腺功能减退的治疗取决于引起甲状腺功能减退的病因,治疗可能是终身的。对于正在接受甲状腺激素治疗的甲状腺功能减退患者,应定期复查甲状腺激素水平、促甲状腺激素水平以及超声检查等,对病情进行监测;按照医生的建议安排随访,调整药物剂量,确保服用正确剂量的药物。

4. 怎么预防桥本甲状腺炎?

预防桥本甲状腺炎的发生,主要从饮食方面入手,做到以下几方面:

(1)进补有度,适当补碘:不要刻意补碘,要少吃加碘食盐,日常少吃紫菜、海带。

(2)注意补硒:生活在缺硒地区的人,要适当食用富硒食物。

(3)做好个人防护,注意躲避核辐射:避免医源性辐射或食用来自核污染地区的食物。

(4)积极控制基础病:特别是合并系统性红斑狼疮、糖尿病的患者。

5. 什么是甲状腺功能亢进? 好发于哪些人群?

甲状腺功能亢进是由于甲状腺合成及释放过多的甲状腺激素,造成神经、循环、消化等系统兴奋性增高和机体代谢亢进,引起心悸、出汗、进食、排便次数增多和体重减少为主要表现的一组临床综合征。临床上 80% 以上的甲亢是由毒性弥漫性甲状腺肿(Graves 病)引起的,患者常合并突眼、眼睑水肿、视力减退,罕见胫前黏液性水肿等症状,严重的可出现甲亢危象、昏迷,甚至危及生命。

甲状腺功能亢进好发于:①精神紧张或压力过大者。②高碘食物食用过量者。③长期熬夜、劳累者。④有甲亢家族史者。

6. 甲状腺功能亢进的诊断标准有哪些?

有诊断意义的临床表现为:

(1)怕热,多汗,易激动,易饥多食,消瘦,手颤,腹泻,心动过速,眼征

（突眼、眼睑水肿、视力减退），甲状腺肿大等。女性容易出现月经减少、不孕。

（2）在甲状腺部位听到血管杂音和触到震颤。

（3）血清超敏促甲状腺激素（sTSH）< 0.1mU/L，其作为单一指标可用于甲亢的筛查。血清总 T3（TT3）、总 T4（TT4）、游离 T3（FT3）、游离 T4（FT4）、反 T3（rT3）水平均升高。95% 以上的患者甲状腺过氧化物酶抗体（TPOAb）阳性。50% 的患者甲状腺球蛋白抗体（TgAb）阳性。

7. 甲状腺功能亢进的治疗方法有哪些？手术适应证及注意事项有哪些？

针对甲亢有 3 种常规治疗方法，即抗甲状腺药物、^{131}I 和手术治疗（甲状腺次全切除手术）。

手术适应证为：①甲状腺明显肿大（Ⅲ度以上），血管杂音明显，内科治疗后甲状腺无明显缩小。②结节性甲状腺肿或毒性腺瘤。③内科治疗效果不理想，多次复发。④长期药物治疗有困难或难以坚持者。

手术注意事项：患者必须经抗甲状腺药物治疗后，甲状腺功能（主要为 TT4、FT4、TT3 及 FT3）恢复到正常，再经过充分的术前准备，包括服用卢戈氏液每日 3 次，每次 10 滴，2 ~ 3 周后才能进行手术。抗甲状腺药物可服到术前 5 ~ 7 天停用。

8. 有什么预防甲状腺功能亢进的措施？

（1）尽量不食用含碘量高的食物。

（2）坚持每年定期做甲状腺彩超检查，早发现、早治疗。

（3）规律作息，合理锻炼。

（4）调畅情志，保持身心愉快。避免压力过大，学会适当放松和释放压力。

（二十一）浆细胞性乳腺炎是细菌感染导致的吗？

34 岁的付女士是一位因"左乳反复红肿、破溃流脓 3 年"而多次于门诊手术清创而最终完全治愈的患者。回想自己的治疗经历，付女士倍感心酸。原来，3 年间付女士曾因左乳房脓肿、瘘管及窦道形成，确诊"浆细胞性乳腺炎"（中医称之为"粉刺性乳痈"）而多次行切开引流术，口服消炎、外用生长因子类药物等，破溃持续不愈后就诊于我院。结合付女士的病情，医生予局部中医化腐清创术＋垫棉法规律红纱条换药，创周配合紫色消肿膏＋芙蓉膏外敷促进肿块消散，中药内服以调肝理脾、托里生肌为主，并嘱其调畅情志，规律作息，后破溃逐渐愈合，门诊随诊 1 年未复发。令付女士十分不解的是，为什么浆细胞性乳腺炎口服抗生素治疗效果不好？其发病的原因是什么？浆细胞性乳腺炎会导致乳腺癌吗？有没有什么减轻症状和减少其复发的方法？让我们带着这些疑问，一起来认识一下浆细胞性乳腺炎。

1. 什么是浆细胞性乳腺炎？好治吗？

浆细胞性乳腺炎是一种以乳腺导管扩张、浆细胞浸润为病变基础的慢性非细菌性炎症的乳腺疾病，中医称之为粉刺性乳痈。浆细胞性乳腺炎不是细菌感染所致，其产生的原因复杂：①患者的乳腺导管出现了狭窄或堵塞，造成患者的乳腺分泌物潴留（主要原因）。②先天性乳头凹陷或乳房外伤（如外力撞击、蛮力按摩等）。③内分泌紊乱（长期口服避孕药，性激素水平异常，泌乳素水平高于正常）。④自身免疫系统失衡等。⑤继发感染。⑥吸烟史（包括二手烟）。

浆细胞性乳腺炎和肉芽肿性乳腺炎都是发生于乳房的非哺乳期的慢性炎症，中医统称其为"粉刺性乳痈"，治疗方法相同。此病是良性的乳房疾病，其特点是：①多发于非哺乳期或非妊娠期，30 ～ 40 岁多见，多单侧乳房发病，或双侧先、后发病。②常有乳头凹陷或溢液。③初起肿块多位于乳晕部，化脓破溃后脓中夹有脂质样物质，有臭味。④病程长短不一，容易反复，破溃后反复不愈易形成瘘管、窦道，或继发细菌感染，形成脓肿。故其治疗困难。

2. 浆细胞性乳腺炎有什么临床表现？需要做什么检查？

（1）乳头溢液（早期）：多为乳头自发性溢液，颜色大部分是淡黄色或浆液色，有时可能会出现少量血性液体，可持续较长时间。先天性乳头凹陷者乳窍多有粉刺样物或油脂样物分泌，带有臭味。

（2）乳房肿块（最常见）：多突然出现乳房肿块，发展迅速，多位于乳晕区，肿块大小不等、形状不规则，质地硬韧，表面可呈结节样，边界欠清，无包膜，常与皮肤粘连，可推移。若肿块局部出现红肿热痛，红肿可迅速扩大，炎症得不到控制则易形成脓肿，可见乳房皮肤水肿，呈橘皮样变，或伴患侧腋下淋巴结肿大、压痛，以及全身症状。

（3）乳瘘：脓肿自溃或切开后，脓液中夹有粉渣样物，并形成与乳头相通的瘘管、窦道，反复发作，经久不愈。抗生素治疗无效。

常做检查：乳腺 B 超、乳腺 X 线钼靶摄片、乳腺 CT、纤维乳管内视镜检查、病理学检查（术中快速冰冻切片和术后石蜡切片是诊断该病的可靠依据）。

3. 浆细胞性乳腺炎需要手术吗？

本病病程较长，治疗周期较长，特别是合并脓肿、乳瘘、窦道的患者，保守治疗无效者，需行手术治疗。

4. 浆细胞性乳腺炎、炎性乳腺癌有什么不同？

炎性乳腺癌又称急性乳癌，是一种少见的高度恶性、类型特殊的乳腺癌。目前发病原因尚不清楚，临床症状和急性乳腺炎类似，多见于妇女妊娠期及哺乳期，主要表现为乳房短期内迅速增大，随后出现乳房皮肤的红、肿、热、痛，但一般没有畏寒、发热等全身炎症性反应，会伴有局部皮肤橘皮样变，乳房内无明显肿块，患侧腋窝淋巴结明显肿大，质硬固定。该病具有起病快、进展迅速、5 年生存率低的特点。浆细胞性乳腺炎与炎性乳腺癌可通过细节进行鉴别：

（1）询问病史：浆细胞性乳腺炎有肿块，一般伴有红肿。乳腺癌没有红肿，且乳腺癌病灶增长的速度较浆细胞性乳腺炎慢。

（2）乳头溢液：浆细胞乳腺炎溢液为自发性溢液，颜色大部分是淡黄色或浆液色，而乳腺癌一般不溢液，即便有溢液，一般是青色或者血色。

（3）病灶位置：乳腺癌病灶离乳头不是特别近，而浆细胞乳腺炎是靠近乳头的，距离乳头一般 3cm 左右。

（4）淋巴结性状不同：浆细胞乳腺炎淋巴结是偏软的，活动度好，有轻度压痛，而乳腺癌淋巴结是偏硬的，没有压痛。

浆细胞性乳腺炎和炎性乳腺癌通过

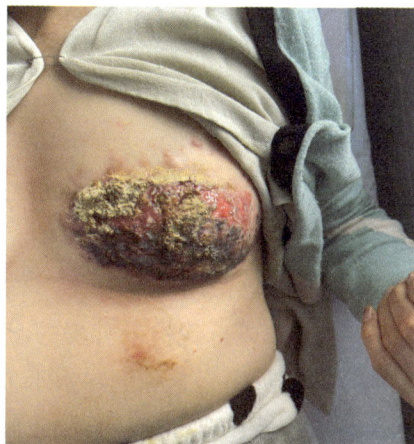

🍀 乳腺癌

临床表现、影像学不容易区分，主要通过组织病理学检查明确诊断。

乳腺纤维腺瘤（乳核）、乳腺增生（乳癖）、乳腺导管内乳头状瘤（乳衄）、乳腺癌（乳岩）这几种常见的乳房肿块鉴别如下：

几种常见的乳房肿块鉴别

鉴别项目	乳腺纤维腺瘤	乳腺增生	乳腺导管内乳头状瘤	乳腺癌
年龄	20～25岁	20～40岁	40～50岁	40～60岁
病程	缓慢	缓慢	缓慢	快
疼痛	无	周期性乳房胀痛	无	早期无
肿块数目	常为单个	大小不等的结节状	常为单个	常为单个
肿块边界	清晰	不清晰	清晰	不清晰
乳头溢液	无	有	有	有
移动度	不受限	不受限	不受限	受限
转移病灶	无	无	无	淋巴结或血性转移

5. 浆细胞性乳腺炎有什么预防措施？

（1）保持良好的精神状态，避免不良精神刺激。

（2）合理选择内衣，不要过紧，透气性应好。

（3）避免暴力乳房按摩，规律清洁乳头。忌用含有清洗液、酒精和香精等成分的清洁剂清洗。

（4）保持乳腺皮肤完整性，避免搔抓。

（5）忌烟酒。

（6）合理使用避孕药。

（7）养成自我检查乳房的习惯，注意观察两侧乳房是否对称、大小是否相似，两侧乳头是否在同一水平上，乳头是否有回缩凹陷，乳头、乳晕有无糜烂，乳房皮肤色泽如何，有无水肿和橘皮样变，是否有红肿等炎性表现，乳腺区浅表静脉是否怒张。

典型案例：

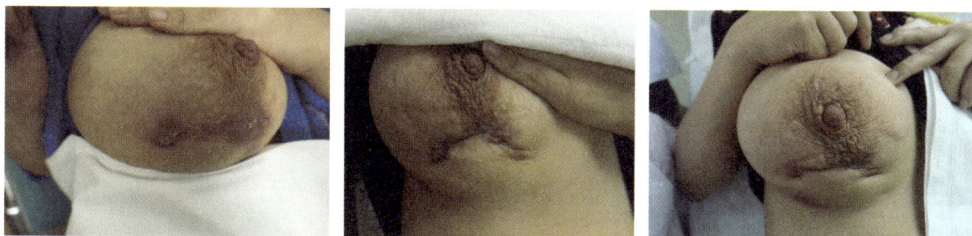

★ 浆细胞性乳腺炎治疗前后

二、周围血管类病

（一）下肢红斑、静脉畸形、肢体肥大，原来是静脉畸形骨肥大综合征惹的祸

　　54 岁的马某是一位因"左下肢溃疡 10 余年"而于病房住院治疗的患者。回顾病史，马某诉自己左下肢曾散在如胎记样红斑，由于左下肢溃疡多年，局部斑片不易辨认，曾就诊于多家医院，完善下肢静脉血管造影提示有动静脉畸形，左侧小隐静脉小腿段增粗、迂曲，伴重度反流，考虑静脉畸形骨肥大综合征可能性大，建议左下肢溃疡愈合后行手术治疗。没想到 10 多年左下肢溃疡持续不愈，左小腿皮肤粗糙增生肿大如象腿，伴行走高低不平。半个月前马某就诊于我院，医生查体时发现患者平卧时左下肢明显短于右下肢，且左下肢肢体粗大肿胀，完善下肢 X 线检查提示左侧下肢骨较右侧粗大，结合患者"葡萄酒色斑、静脉畸形"，"静脉畸形骨肥大综合征"诊断明确，但患者左下肢溃疡病史长，局部污浊、增生明显，疮面修复困难，予中药溻渍治疗（祛湿解毒荡涤污浊），溃疡疮面予红纱条规律换药，中药内服以健脾益肾、活血通络为主。经过 3 月余的治疗，马某的破溃趋于愈合，医生嘱其尽快完善下肢静脉

血管手术。静脉畸形骨肥大综合征是一类以血管发育异常为主的疾病，单一的门诊治疗很难全面收集患者的有效诊断信息。接下来，让我们一起学习一下静脉畸形骨肥大综合征如何诊断、治疗及其有效的预防方法。

1. 什么是静脉畸形骨肥大综合征？

静脉畸形骨肥大综合征即先天性静脉畸形肢体肥大综合征（Klippel-Trenaunay 综合征），是一种病因复杂的（染色体正常，无家族史，非遗传性）先天性血管发育异常疾病。

静脉畸形骨肥大综合征有典型的三联征：

（1）深部和（或）浅部静脉发育畸形：①发育不良：静脉瓣膜缺如或发育不全，多见足靴区皮肤营养不良，发生淤血性皮炎和淤血性溃疡等。②闭塞：静脉扩张、迂曲，静脉压明显升高，静脉系统处于高度淤血状态，严重时会导致膀胱、直肠或阴道出血，甚至大量出血而危及生命。③受外界压迫：淋巴回流障碍，下肢水肿。

（2）皮肤血管瘤（痣）或葡萄酒色斑：轻者有自愈倾向。多数因血管瘤与皮肤粗大曲张的静脉相贯通，表面有疣状突起，触碰时易发生出血。

（3）骨骼和软组织过度生长：患肢骨骼比正常致密，骨小梁粗大，骨皮质增厚，骨膜有增生性反应，临床常见患肢增长、增粗（长短腿）及患足粗大，可以有巨趾、并趾畸形。

2. 静脉畸形骨肥大综合征如何诊断？ 需要做什么检查？

静脉畸形骨肥大综合征根据患者典型的三联征不难做出诊断。除有典型的三联征外，患者常伴有多种其他的症状和畸形。

其他的症状包括患肢水肿、皮肤萎缩、多发性疣、皮炎、色素沉着、溃疡形成、蜂窝织炎等。其他的体征包括并指（趾）、多指（趾）、巨指（趾）、马蹄内翻足、髋内翻、脊柱裂等。

临床常做的检查包括双下肢 X 线、下肢血管超声、静脉造影等。

3. 有什么好的治疗方法？ 手术可以根治吗？ 预后好吗？

静脉畸形骨肥大综合征目前无特效的治疗方法，临床主要是对症和减状治疗。

行手术治疗多为减状手术，无法根治。

静脉畸形骨肥大综合征预后的好坏取决于病变程度和范围。若病变局限、简单，程度较轻，经对症治疗，可取得较满意的疗效。若病变广泛、复杂，程度严重，则疗效较差。

4. 有什么方法可以防止静脉畸形骨肥大综合征的加重？

（1）采用垫高健侧鞋跟的方法，避免长期跛行。

（2）伴有浅静脉曲张者首先应用弹力织物绑扎患肢，穿弹力袜。

（3）保持患肢皮肤清洁湿润，避免外伤、搔抓。

（4）患肢忌热水烫洗，水肿者夜间可适当抬高患肢。

（二）咦，我腿上怎么有两条蚯蚓？

64 岁的潘某是一位因"双下肢静脉曲张 10 余年，左小腿内侧皮肤破溃不愈 3 年余"而多次于门诊和病房住院治疗的患者。回顾病史，原来潘某是位重体力劳动者，平时站立、负重工作多，10 余年发现双下肢内外侧可见蚯蚓状凸起的血管，以内侧为重，无红肿疼痛，未予重视，后蚓状静脉团越来越明显，且间断延伸至大腿内侧，伴双下肢皮肤色黑，起疹瘙痒。3 年余前潘某因搔抓致左小腿内侧皮肤破溃流水，自行热水烫洗后瘙痒加重，曾就诊于多家医院，诊断为下肢溃疡，曾不规律外用止痒消炎等药物，效果不佳，破溃逐渐扩大、加深。1 年前潘某因下肢溃疡就诊于我院，查双下肢可见蚓状静脉团，双小腿色素沉着，皮肤干燥起疹、瘙痒，左小腿内 1/3 处可见大小约 3cm×2cm 不规则溃疡，基底纤维化，上覆黄绿色分泌物，轻度臭秽，疮周干黑结痂，考虑"下肢静脉曲张伴有溃疡"（中医称之为"臁疮"），收入院后予中药溻渍治疗（祛湿解毒为主），疮周外用复方黄连膏祛湿润燥止痒，疮内用紫色疽疮纱条规律换药，中药内服以益气化瘀、通络利湿为主，并嘱其适当抬高下肢，注意个人卫生，避免久站、负重行走，破溃逐渐好转，此后规律门诊治疗。令潘某不解的是，为什么小腿上不起眼的两条蚯蚓会延伸至整个下肢？这两条蚯蚓是深静脉血栓吗？有什么好的方法可以治疗下肢静脉曲张？接下来，让我们一起学习一下下肢静脉曲张。

1. 什么是下肢静脉曲张？它是深静脉还是浅静脉？

下肢的静脉血管由深静脉、浅静脉、交通静脉三部分组成。我们通常所说的静脉曲张指的浅静脉的迂曲扩张。下肢静脉曲张是由于下肢静脉瓣膜功能不全、静脉阻塞导致下肢静脉血液回流受阻，浅静脉出现的迂曲、扩张。本病可能与遗传、静脉压力增高等因素相关。其典型的表现是在腿部可看到凸出于皮肤表面的迂曲静脉。

好发人群：①有下肢静脉曲张家族史者。②长期站立或负重工作者。③妊娠期。④肥胖者。⑤老年人，女性多于男性。

下肢的浅静脉包括大隐静脉和小隐静脉。

下肢深静脉的组成：胫前、胫后和腓静脉→腘静脉→股深静脉与股浅静脉→股总静脉→髂外静脉。深静脉血栓形成最常见于下肢深静脉。广泛的下肢深静脉血栓形成最严重的并发症为肺栓塞。

2. 大隐静脉和小隐静脉是一回事吗？

不是一回事。二者都属于下肢浅静脉。

小隐静脉起自足背静脉弓的外侧，自外踝后方上行，逐渐转至小腿背侧中线并穿入深筋膜，多数注入腘静脉，少数上行注入大隐静脉。

大隐静脉是人体最长的静脉，起自足背静脉弓的内侧，经内踝前方沿小腿和大腿内侧上行，在腹股沟韧带下穿过卵圆窝注入股总静脉。其有5个属支：旋髂浅静脉、腹壁浅静脉、阴部外静脉、股内侧浅静脉和股外侧浅静脉。

3. 下肢静脉曲张会导致下肢深静脉血栓吗？下肢静脉曲张有什么临床表现？

下肢静脉曲张的严重并发症是下肢深静脉血栓形成。下肢深静脉血栓形成可通过下肢血管超声诊断。

下肢静脉曲张的临床表现：

（1）早期：本病病程较长且发展缓慢。早期患者可无明显不适，仅表现为浅表毛细血管的扩张、静脉轻度迂曲（蜘蛛状静脉和网状静脉）。下肢沉重、酸痛感，多于长时间行走后加重。随着病情的进展，可出现蚯蚓状静脉突起和迂曲、下肢水肿（晨轻暮重）等表现。

（2）晚期：病情进一步发展，可出现下肢皮肤改变：足靴区淤积性皮炎，反复发作血栓性浅静脉炎，局部红肿热痛，并可出现色素沉着、湿疹、顽固性静脉溃疡。

4. 下肢静脉曲张有什么好的治疗方法？ 手术能治愈吗？

下肢静脉曲张的治疗方法有预防治疗、药物治疗、手术治疗。治疗多以改善患者的临床症状，减轻并发症为主，即使手术也是有一定的复发率的，因此重视前期的预防治疗十分重要。

5. 大隐静脉高位结扎剥脱术后有什么注意事项？ 早下地是否对术后伤口愈合有帮助？

（1）大隐静脉高位结扎剥脱术后常见的并发症有：①局部切口出血、渗血、感染等。②隐神经损伤（小腿皮肤会出现麻木不适感）。③血栓性浅静脉炎。④深静脉血栓形成（最严重的并发症）。

（2）大隐静脉高位结扎剥脱术后要特别关注：①术后即行弹力绷带加压包扎（10 天左右），手术当日（术后 6 ~ 8 小时）需要适时下地离床活动。②规律换药，注意保持局部的切口清洁、干燥，防止切口感染。③继续口服促进静脉回流、消肿的药物。④适当抬高患肢。⑤规律饮食，保持大便通畅。⑥1 个月内禁止剧烈运动，术后规律随诊复查。

6. 下肢静脉曲张有什么预防措施？

下肢静脉曲张的预防因人而异，当下肢发生浅表静脉曲张或静脉曲张已经很明显时，患者可从以下几方面进行努力，或可减轻下肢酸沉、肿胀的感觉。

（1）避免长时间站立、负重行走，适当锻炼。

（2）养成良好的卫生习惯，保持双下肢皮肤清洁润泽。

（3）规律穿弹力袜。

（4）夜间适当抬高双下肢 15°。

（5）避免艾灸、热水烫洗双足。孕妇、老年人可被动加强小腿部按摩。

（6）养成规律排便的习惯，避免腹压长期过高。

典型案例：

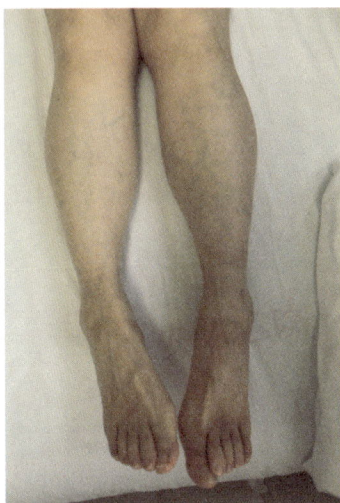

♣ 下肢静脉曲张早期：患者可无明显不适，仅表现为浅表毛细血管的扩张、静脉轻度迂曲（蜘蛛状静脉和网状静脉），下肢沉重、酸痛感，多于长期行走后加重

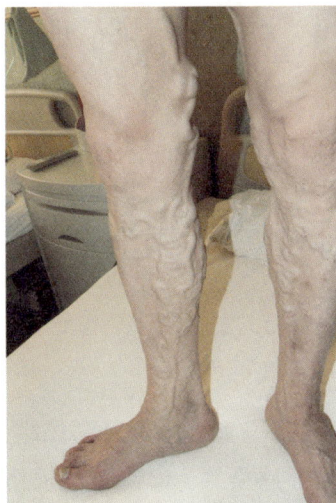

♣ 下肢静脉曲张出现蚯蚓状静脉突起和迂曲

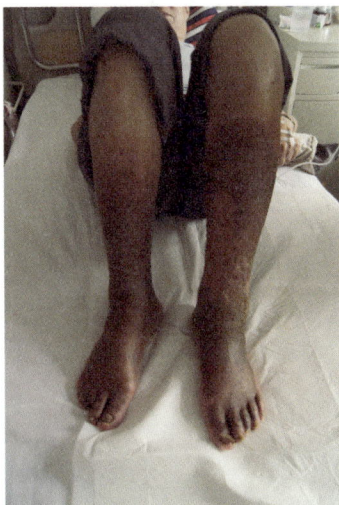

♣ 下肢静脉曲张出现下肢皮肤改变：足靴区淤积性皮炎、反复发作血栓性浅静脉炎，局部红肿热痛，并可出现色素沉着、湿疹

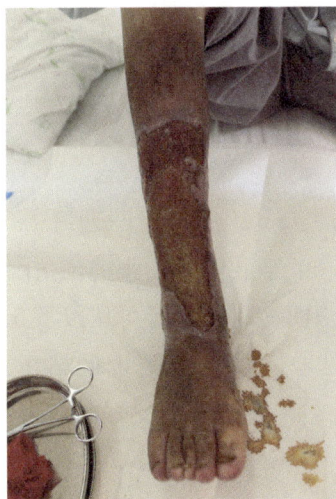

♣ 下肢静脉曲张合并顽固性静脉溃疡

（三）血管炎——病因复杂病变多，治疗困难易复发

您是否有下肢皮肤红斑、结节，破溃伴剧烈疼痛？您是否有口腔溃疡、会阴或阴囊处破溃、视网膜炎等病变？您是否有趾/指端皮肤苍白、发绀，麻木、疼痛？您是否有头痛、不规则发热、乏力、关节及肌肉疼痛等症状？小心，这有可能是血管炎。血管炎可以是一种原发病，也可以是另一种免疫性疾病的继发表现，可发生于一个或多个器官。不同的血管炎之间症状又有很大重叠，临床多反复发作，缠绵难愈。遇到周围血管病变时应考虑是否有原发性疾病，特别是免疫性疾病继发的周围血管病变。血管炎属于中医学"痹证"范畴，在积极治疗原发病的基础上，充分发挥中药内服（舒脉胶囊、化瘀丸、益肾坚骨丸）和外治优势（生肌三药：红纱条、紫色疽疮纱条、回阳生肌纱条）可有效改善患者生活质量，提高生存率。接下来，让我们一起学习一下什么是血管炎，其常见的临床表现和治疗有哪些，以及如何预防血管炎的加重。

1. 什么是血管炎？是血管发生了感染吗？

血管炎又称脉管炎，多为血管周围和血管壁发生了炎症反应。其发病原因尚不完全清楚，多认为其与自身免疫、雌激素含量过高等有密切的相关性，具有一定的遗传性。这种炎症反应不是感染，属于无菌性炎症，不是血管发生了感染。

血栓形成性血管炎：主要累及中、小动脉和静脉，以血管腔内血栓形成为特征，并呈不同的临床表现，主要有血栓闭塞性脉管炎、血栓性静脉炎、恶性萎缩性丘疹病、网状青斑性血管炎、血栓性血小板减少性紫癜等。

变应性白细胞破碎性（坏死性）血管炎：是由多种原因导致的过敏引起的一组血管炎疾病，主要累及细小血管，特别是毛细血管后静脉。其以管壁及其周围组织内纤维蛋白沉积、变性及坏死，大量嗜中性粒细胞浸润及核破碎成核尘为特征。该病多发病较急，常有不同形态的皮肤损害，主要有变应性皮肤血管炎、变应性系统性血管炎、过敏性紫癜、低补体性（荨麻疹样）血管炎等。

2. 出现什么症状的时候要考虑血管炎？

出现以下症状应想到血管炎：

（1）**多系统**损害。

（2）活动性肾小球**肾炎**。

（3）**缺血性或瘀血性**症状和体征，特别是年轻人。

（4）**隆起性紫癜**以及其他**结节性坏死性皮疹**。

（5）**多发性**单神经炎。

（6）不明原因的**发热**。

3. 血管炎的常见的临床表现有哪些?

血管炎的主要临床表现是**发热，乏力，关节、肌肉疼痛，四肢麻木＋多形性的皮肤损害**（如红斑、结节、紫癜、风团、血疱、丘疹、**坏死及溃疡**等）。

血管炎临床上一般比较常见的是累及在皮肤的血管，造成皮肤改变的血管炎。皮肤改变最初可产生硬结或对称性的结节（沿血管排列），进而出现**硬结的破溃、坏死，并伴有疼痛，皮肤色素沉着、瘙痒**等。指甲变薄、变软、萎缩，类似于灰指甲状的表现。**双手和双足**可以出现大量的瘀点。**双腿**可见**网状青斑和片状青紫斑**，以大腿内侧最为多见。其亦可累及中动脉和大动脉造成**动脉狭窄或闭塞**，出现缺血性或淤血性症状和体征（疼痛剧烈，多见于年轻人）。

同时，血管炎亦可影响全身系统而出现：①多形性皮肤损害，但往往以**可触及瘀斑为多见**。②**非特异性发热**，约 2/3 的患者有关节痛及关节肿胀。③病变可**侵犯黏膜**，发生鼻衄、咯血、便血。④有 1/3 的患者**肾脏受累**，有蛋白尿、血尿，其死亡主要原因是肾功能衰竭。⑤**侵犯神经系统**，如有头痛、复视、妄想、精神错乱，甚至有脑血栓形成和瘫痪、吞咽困难、感觉或运动功能障碍等。⑥**心脏损害**，如心肌梗死、心律失常和心包炎。⑦系统性血管炎最常见的**眼部**表现为巩膜外层炎及视网膜出血。

4. 血管炎好治吗? 会不会复发?

由于血管炎的发病原因尚不完全清楚，且大多数结缔组织疾病（皮肌炎、红斑狼疮、硬皮病、干燥综合征、白塞综合征、韦格纳肉芽肿等）都有不同程度的血管炎，故**治疗相对困难**。若治疗不及时，病变持续进展，易引起动脉血管狭窄或闭塞，从而引起脑缺血、心肌缺血或肢体缺血，甚至导致死亡。

血管炎的治疗主要是查找病因并使用激素以及抗血小板聚集的药物。一般治疗疗程长，容易反复，一旦确诊，需要规律、系统的治疗。

5. 血管炎有什么好的预防方法？

（1）严格忌烟、戒酒，饮食荤素搭配，以低盐饮食为好。

（2）去除诱因，积极控制基础病。

（3）保持皮肤清洁湿润，避免搔抓、破溃。

（4）合理使用激素类药物。

典型案例：

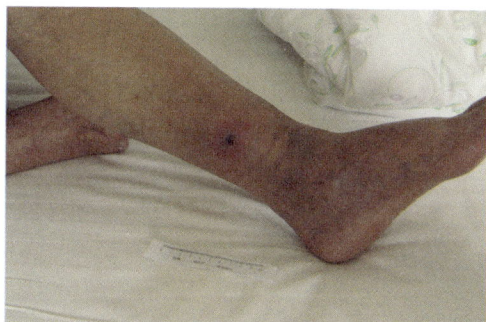

🍀 小腿内侧皮肤结节、疼痛

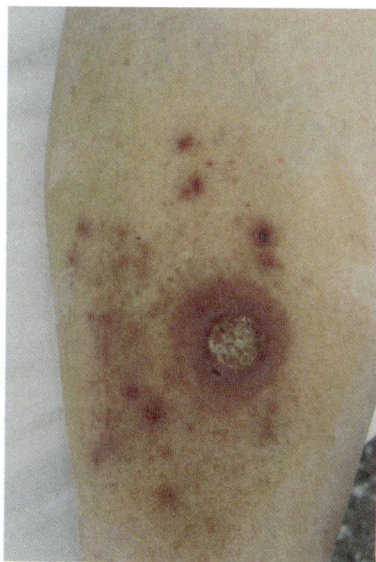

🍀 胫前皮肤结节及溃疡，疼痛剧烈

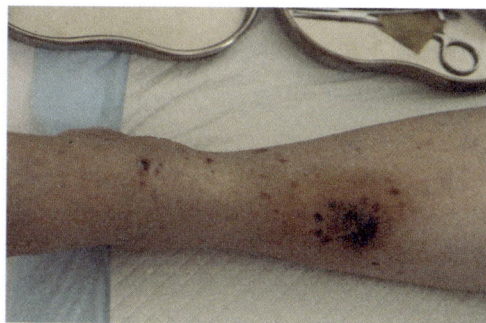

🍀 胫前皮肤结节及坏死

（四）走路跛行伴疼痛，小心是下肢动脉硬化闭塞症

72 岁的郭某是一位因"双下肢凉麻 10 余年，伴间歇性跛行 1 年"而住院的患者。起初，郭某仅感双下肢皮肤发凉，遇冷加重，足部有蚂蚁爬行感，自行外用热水烫脚，洗完后足趾颜色变暗，此后再没敢烫脚。1 年前郭某便感觉走路时费劲，需要间断休息，要不然小腿后侧便有抽筋、针刺样疼痛，曾就诊于医院，完善下肢血管超声、下肢 CT 血管成像（CTA）提示膝下胫后动脉闭塞、胫前动脉部分狭窄，诊断为"下肢动脉硬化闭塞症"（中医称之为"脱疽"），医生建议住院行下肢血管介入治疗，郭某拒绝，选择了中医治疗。在继续口服拜阿司匹林肠溶片、安步乐克、贝前列素钠片等改善循环，中药汤剂暂予活血通脉为主，配合舒脉胶囊口服治疗，同时忌热水烫脚、外用发热贴或暖水袋等避免足部外伤，郭某自觉双下肢发凉较前好转，行走逐渐有力了，此后规律门诊随诊。令郭某不解的是，自己就是感觉走路比较费劲，有点像腿瘸了似的，怎么就下肢动脉闭塞了？有没有可能是脑梗呢？下肢动脉硬化闭塞症必须要介入治疗吗？下肢动脉硬化闭塞症可以烫脚吗？有没有什么方法可以预防其病变加重？接下来，让我们一起学习一下下肢动脉硬化闭塞症的相关知识。

1. 什么是下肢动脉硬化闭塞症？

下肢动脉硬化闭塞症是外周动脉疾病（PAD）的一种，其由于下肢动脉血管粥样硬化斑块形成，造成血管狭窄或闭塞，进而导致下肢缺血，发生下肢功能异常的症状。该病发病机制复杂，好发于高龄、吸烟、肥胖、三高（高血压、高血糖、高血脂）、慢性肾功能不全等人群，且与遗传具有一定的相关性，具有高发病率、高致残率、高死亡率等特征。临床可通过症状、体征、下肢血管超声、下肢 CTA 进行确诊。下肢动脉硬化闭塞症往往是全身血管疾病的局部表现，多合并心脑血管疾病，治疗困难，故及早就医进行疾病管理，延缓疾病的进展非常重要。

2. 下肢动脉硬化闭塞症的临床表现是什么？其如何分期、分级？

下肢动脉硬化闭塞症临床症状的严重程度主要取决于肢体缺血的发展速度

和程度。

初期：常见症状有患肢发凉，麻木，感觉异常，间歇性跛行（走走停停，中间需要休息 < 10 分钟缓解）等。

中后期：出现间歇性跛行距离变短，剧烈静息痛（小腿或足部疼痛，尤其在夜间入睡时更加严重），肢体缺血性溃疡和坏疽。

下肢动脉硬化闭塞症 Fontaine 分期：

Ⅰ期：患者没有症状。

ⅡA 期：患者出现早期的间歇性跛行。

ⅡB 期：患者出现中度到重度的间歇性跛行。

Ⅲ期：患者出现静息痛。

Ⅳ期：患者出现溃疡、组织坏疽等严重的并发症。

下肢动脉硬化闭塞症卢瑟福分级：

0 级：无明显临床症状。

1 级：轻度间歇性跛行，指可快速行走 500m 后，出现下肢无力、酸胀、疼痛等不适。

2 级：中度间歇性跛行，指快速行走 300 ～ 500m 后，出现下肢无力、酸胀、疼痛等不适。

3 级：重度间歇性跛行，指快速行走不到 300m，即出现下肢无力、酸胀、疼痛等不适。

4 级：静息痛期，患者在不行走，静息状态下，就出现下肢疼痛、乏力、麻木等症状。

5 级：少量组织缺失或溃疡形成。

6 级：大面积溃疡形成或坏疽，一般需截肢治疗。

3. 下肢动脉硬化闭塞症有什么治疗方法？

下肢动脉硬化闭塞症的治疗包括一般治疗（多为生活方式的健康宣教）、药物治疗、血管介入治疗和手术治疗（血管搭桥、截趾 / 截肢）。

常见的下肢血管介入有经皮球囊血管扩张成形术（重建腘动脉以下血运时首选）、支架植入（补救治疗方法）、斑块切除术 + 激光成形术（可供选择的方法）、切割球囊、药物球囊、冷冻球囊以及用药物溶栓治疗或血栓切除等。

4. 下肢动脉硬化闭塞症患者介入治疗一定获益吗?

不一定。下肢动脉硬化闭塞症患者行介入治疗收益与风险并存。下肢动脉硬化闭塞症合并感染、足趾坏疽等的患者,需要据病情综合考虑其整体耐受情况,准确把握手术时机,处理血运和感染的次序。行介入治疗要预防并发症的发生:

(1)穿刺点的并发症——假性动脉瘤。

(2)穿刺点处血肿,皮下出血,软组织感染。

(3)造影剂引起的肾功能损害。

(4)远端肢体异位栓塞、缺血加重等,出现足趾坏疽、疼痛加重等。

(5)诱发心脑血管疾病的危险(斑块脱落致心梗、脑梗等)。

5. 下肢动脉硬化闭塞症的预防措施有哪些?

下肢动脉硬化闭塞症患者日常可以从以下几方面进行预防:

(1)合理饮食,少吃油腻和富含胆固醇的食物,忌烟酒。

(2)养成良好的生活习惯,保持积极乐观的心态。

(3)保持皮肤清洁润泽,防止破损。

(4)积极治疗基础病,血糖、血压、血脂达标。

(5)禁止用热水烫脚,可用清水冲洗或温水擦拭患足。

下肢动脉硬化闭塞症患者出现足部溃疡或足趾坏疽,或具备创面修复后应积极防止病变扩大加重及反复,或可从以下几方面进行努力:

(1)具有良好的依从性,遵嘱服药。

(2)足趾破溃、坏疽者禁止下地负重活动,避免足趾缺血加重、局部骨质破坏。

(3)患者及患者家属配合,规律换药,保持创周清洁,可用适量清水冲洗后消毒包扎。避免滥用药物而产生多重耐药。

(4)戒骄戒躁,特别是下肢血管全程粥样硬化病变缺血严重时,不建议行血管介入治疗。

(5)丢车保帅,舍小救大,必要时截趾、截肢治疗。

(6)及时就诊,规律随诊。

典型案例：

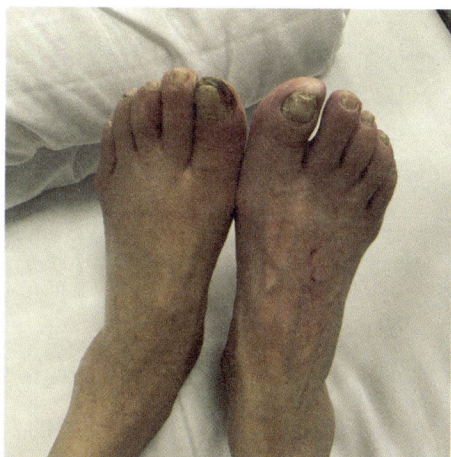

🍀 下肢动脉硬化闭塞症：患足发凉，麻木，伴间歇性跛行，间断疼痛，足趾皮肤潮红、发绀，足背动脉搏动不可触及

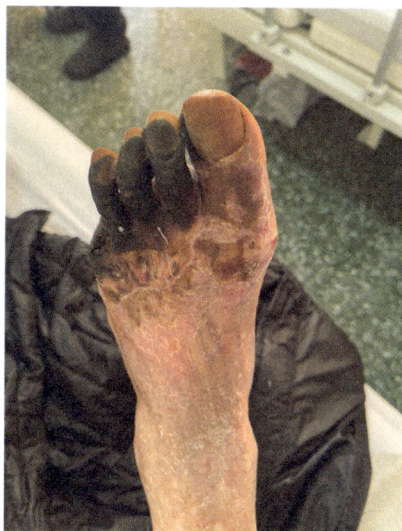

🍀 下肢动脉硬化闭塞症患者足趾坏疽

（五）吸烟青年患者截肢的凶手——血栓闭塞性脉管炎

35 岁的陆某是一位因"左足趾发绀疼痛 1 年余，加重 1 个月"而于门诊规律口服中药汤剂治疗的患者。回顾 1 年余的病程，陆某十分痛苦地说："疼起来真要命，一阵一阵的。"原来陆某是一名装修工人，喜欢洗凉水澡，有 15 年的吸烟史。1 年余前陆某左足出现肿胀，足趾颜色变暗，伴一阵一阵的疼痛，曾就诊于某三甲医院，完善血管等相关检查后考虑"脉管炎"，予口服利伐沙班、迈之灵等改善循环，甲泼尼龙、洛芬待因片等治疗，疼痛减轻。1 个月前陆某进食辛辣后左下肢疼痛阵发性加重，后就诊于我院，医生检查患者，其体形偏瘦，面容正常，左下肢瘦小，汗毛分布可，皮肤潮红，左足可随体位变化出现发绀、苍白变化，予完善血管超声提示下肢浅静脉血栓形成，伴下肢动脉粥样硬化及部分节段性狭窄，结合患者病史，考虑"血栓闭塞性血管炎"（中医称之为"脱疽"），中药内服以益气活血、息风通脉为主，并嘱其忌辛辣，戒烟酒，规律作息，忌烫洗足部及外用艾灸等治疗，明确告知其存在下肢

缺血加重，足趾变黑、截肢等风险。后在陆某的密切配合下，陆某左下肢疼痛发作频率减少，疼痛程度亦较前减轻。令陆某家人十分不解的是，为什么陆某年纪轻轻却下肢缺血这么严重？血栓闭塞性脉管炎形成的原因是什么？有什么方法可以减轻其发病？接下来，让我们一起学习血栓闭塞性血管炎的相关知识。

1. 什么是脉管炎？脉管炎是静脉炎吗？

脉管炎是动脉系统疾病，包含整个下肢，有广义和狭义之分：狭义的脉管炎指血栓闭塞性脉管炎；广义的脉管炎属于慢性下肢缺血的范畴，包括下肢动脉硬化闭塞症和糖尿病足坏疽。

脉管炎不是静脉炎。静脉炎是静脉系统疾病，常常发生在静脉曲张的基础上。脉管炎是无菌性炎症。静脉炎是表现为红、肿、热、痛的炎性反应的疾病。

2. 脉管炎好治吗？其常见的临床表现有哪些？

血栓闭塞性脉管炎、下肢动脉粥样硬化闭塞症、糖尿病足坏疽都属于脉管炎的范畴，其发病机制和原因复杂，截肢、死亡的比率偏高，治疗十分困难。如何改善患者生活质量，降低其截肢率和死亡率是临床医生需要不断思考的问题。

脉管炎的常见临床表现：

（1）下肢发凉、麻木。病变肢体怕冷，皮温下降，皮肤颜色改变如苍白或发绀。缺血严重时肢端有触电样或针刺样疼痛＋感觉障碍，肢端皮肤呈潮红、紫红或青紫色。

（2）疼痛。早期间歇性跛行，多为走路时疼痛。进一步发展则静息痛明显，多为走路和休息时都会疼痛，夜间最为明显，患者常抱足而坐，终夜难眠。晚期多为剧烈疼痛，肢体失去活性。

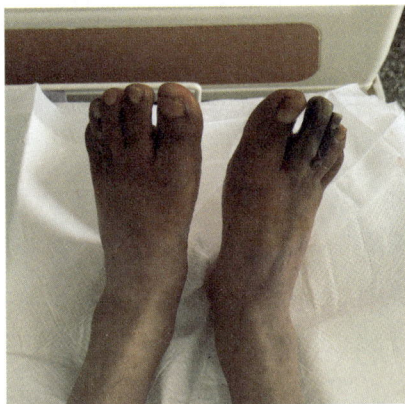

🍀 皮肤潮湿冰冷，足背青紫，足趾坏疽

（3）破溃、坏疽，甚至肢体肢端坏死。

3. 血栓闭塞性脉管炎是血栓引起的脉管炎吗？是不是溶栓就能治好？

血栓闭塞性脉管炎又称 Buerger's 病（伯格氏病），是一种累及周围血管的慢性进行性非化脓性的炎症和闭塞性的病变，多呈炎性、节段性和反复性发作，主要累及四肢中、小动静脉，好发于下肢血管，病理特征主要表现为病变血管的血栓形成和机化。

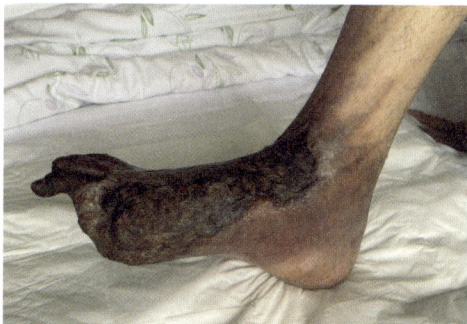

🍀 肢端破溃、坏疽

该病临床上多见于 20 ~ 40 岁的男性，以吸烟者为多。

临床表现：复发性游走性浅静脉炎（表现为沿浅静脉走行突然发生红肿、灼热、疼痛或压痛，出现条索状物或硬结）、皮肤状态改变（发凉、怕冷、麻木，皮温降低，皮色苍白或发绀）、间歇性跛行、静息痛等。

血栓既是其致病因素，又是其病理产物，故单纯的血栓是不能导致血栓闭塞性脉管炎的。

血栓闭塞性脉管炎的确切病因尚未明确，可能与遗传、免疫、内分泌、内皮细胞损伤等因素相关。吸烟、营养不良、感染、环境因素（寒冷、潮湿）、化学因素（长期饮用含高砷元素的井水）等可能会诱发血栓闭塞性脉管炎。血栓闭塞性脉管炎的药物治疗不仅包括溶栓药，还包括血管扩张药、抗凝药、抗血小板聚集药等。溶栓只是药物治疗血栓闭塞性脉管炎的一种方法，多适用于血栓形成的患者。适应证不对，溶栓亦达不到相应的效果。

4. 脉管炎有没有根治的方法？

随着科学技术的进步，虽然西医血管介入、手术（腰交感神经节切除术、大隐静脉移植转流术、动脉血栓内膜剥离术、人工血管搭桥）、中医中药（内服＋外治）治疗血栓闭塞性脉管炎取得了一定进步，但目前尚未发现有根治脉管炎的方法。同时提醒患者一定要接受正规、系统的治疗，拒绝乱用药物。

5. 如何预防脉管炎的发生?

脉管炎的预防应该从全身开始:

(1)绝对戒烟。

(2)保护患肢,注重保暖,避免寒冷、潮湿的环境。

(3)注意口腔卫生。

(4)规律作息,避免久站、久坐。

(5)加强自我防护,关注自身皮肤状态(如皮温、皮肤颜色等)。

典型案例:

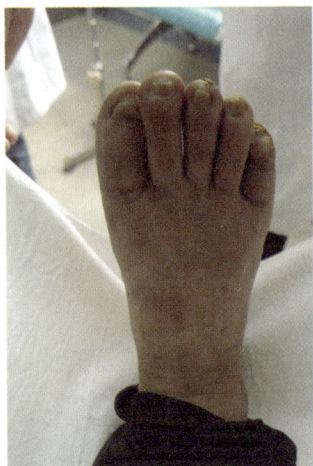

❀ 血栓闭塞性脉管炎治疗前:患足冰冷,足趾发绀,可随体位变化出现足部皮肤颜色的改变,疼痛剧烈但具有间歇性

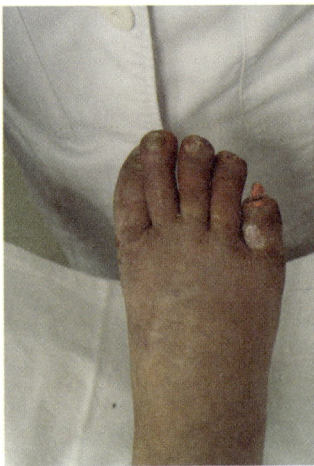

❀ 血栓闭塞性脉管炎治疗中:足趾趾端部分脱落、局限,疼痛减轻

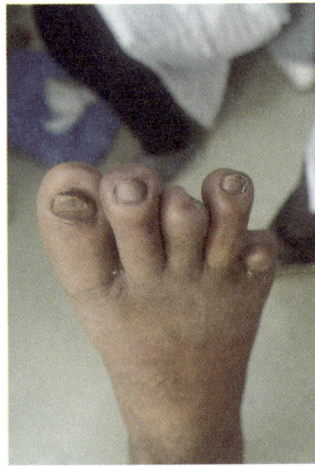

❀ 血栓闭塞性脉管炎治疗后:足趾间干燥,皮色较明亮,疼痛范围局限

(六)长期血糖高,小心糖尿病足

65岁的张大爷是一位因"左足趾红肿破溃1月余"而住院的糖尿病足患者。张大爷住院后发现,除了自己的脚不怎么疼外,同屋的其他病友患足都疼痛剧烈,换药的时候直冒冷汗,甚至号啕大哭。回想起此次住院前的经历,张

大爷说自己糖尿病 20 多年了，平时仅感觉下肢发凉怕冷，足部有蚂蚁爬行感。1 月余张大爷去修脚店按摩时修剪脚指甲，不小心致足趾端破溃，消毒后未再重视。1 天后老伴给张大爷洗袜子时发现上面有脓，张大爷一看自己的脚才发现足趾已经红肿化脓了，就诊于我院，医生说是"糖尿病足"（中医称之为"脱疽"）。住院后局部予中药渍渍配合中医化腐清创换药治疗，并积极控制基础病，予降糖、营养神经等综合治疗后，张大爷顺利地保住了足趾。然而令张大爷及其家属十分不解的是，自己是糖尿病足，为什么不怎么疼？是越疼意味着糖尿病足越严重吗？糖尿病足为什么可以洗脚，不怕感染吗？糖尿病足泡洗后有什么需要注意的？如何预防糖尿病足的发生？下面我们来聊一聊糖尿病足疼与不疼、是否可以泡脚的那些事。

1. 什么是糖尿病足？有哪些危害？

糖尿病足即初诊糖尿病或已有糖尿病病史的患者，足部出现感染、溃疡或组织的破坏，通常伴有下肢神经病变和（或）周围动脉病变。糖尿病足是导致患者致残、致死的主要原因。在我国，糖尿病足所致之截肢是非创伤性截肢（肿瘤及其他）的首要原因。

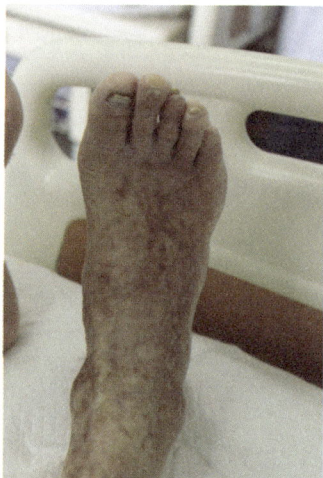

🌿 糖尿病足：无破溃、坏疽，仅感麻木、发凉、蚂蚁在脚上爬行，皮肤干燥，趾甲粗糙脱屑，部分皮肤色素加深

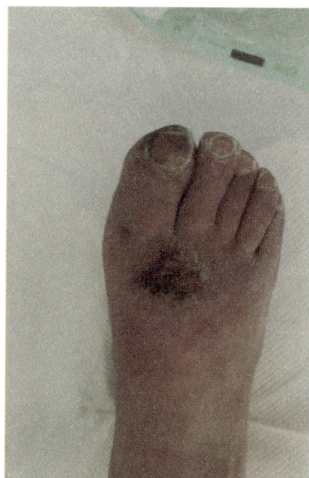

🌿 糖尿病足：足趾坏疽，疼痛剧烈

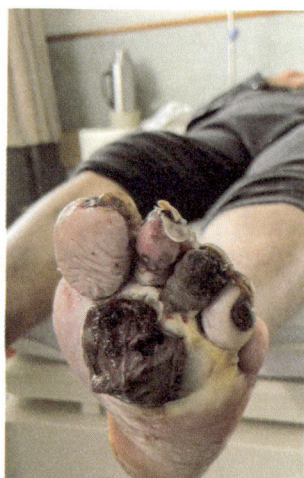

🌿 糖尿病足：足部破溃、坏疽，合并感染，腐烂臭秽

2. 为什么会得糖尿病足？能治好吗？

很多患者疑惑：得了糖尿病就一定会患上糖尿病足吗？如果有糖尿病史，又该如何有效预防糖尿病足的发生呢？糖尿病足的发生确实是在糖尿病的基础上形成的，但并非所有糖尿病患者都会得糖尿病足。如果您长期血糖控制不佳，同时存在高脂血症、肥胖、缺乏适量运动以及过度修脚等因素，可能会导致糖尿病足的发生。

糖尿病足的治疗十分困难，不仅是药物治疗、手术治疗，还包括发病前期的患足体检，发病中期的手术清创、截趾，手术治疗后的规律随诊换药等，需多学科协作治疗或可达满意效果。

3. 糖尿病足好发于哪些人群？有哪些临床表现？

（1）糖尿病足的高危人群：①糖尿病病史多年，血糖控制不佳者。②脂质代谢紊乱者。③足部畸形病变者。④既往足溃疡病史者。⑤有神经病变症状，缺血性血管病变者。

（2）糖尿病足的临床表现主要有：①皮色改变：患足潮红，足趾晦暗或发绀。②皮温降低：患者皮肤温度降低，触之发凉。③感觉减退：患者自觉双足麻木，对针刺无感觉。④疼痛：患足缺血重时，常有疼痛感，夜间加重，甚者疼痛剧烈，彻夜难眠。⑤溃疡、坏疽：足趾破溃、流脓、臭秽，趾端变黑坏疽等。

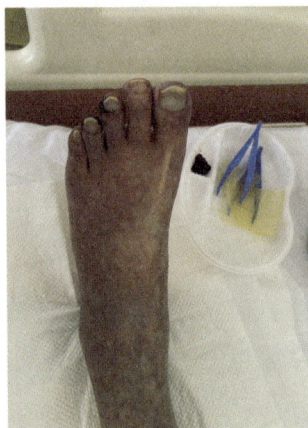

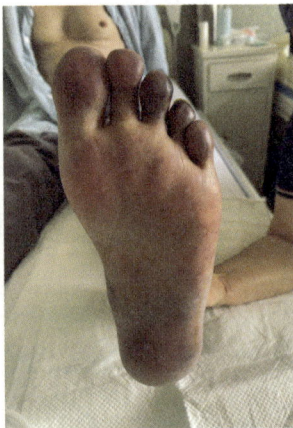

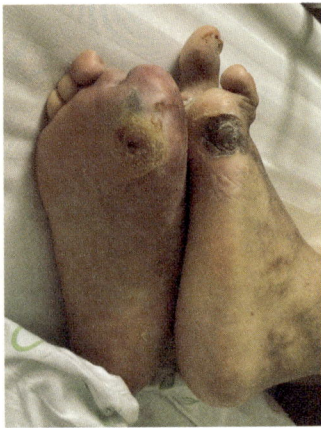

❀ 糖尿病足：缺血严重，皮肤冰冷，足趾发绀渐趋坏疽，疼痛剧烈　　❀ 糖尿病足底胼胝

4. 糖尿病足为什么有的疼，有的不疼？

糖尿病足是糖尿病患者常见的、严重的并发症之一，其发病多因长期高血糖状态下，糖尿病血管病变而使肢端缺血或因神经病变而失去感觉，合并感染而成。故当以糖尿病血管病变为主时，其临床多见肢端缺血性的表现，如患足皮肤冰冷，毳毛脱落，肌肉萎缩，足部动脉搏动减弱或消失，疼痛，甚至足部趾端干黑坏死，夜间疼痛剧烈。而当以糖尿病神经病变为主时，其临床多见神经障碍的表现，如患足麻木，自觉足底灼热、蚁行感，合并感染多见患足破溃、流脓、臭秽，疼痛并不明显。因此，疼痛虽是糖尿病足患者常见的临床表现之一，但疼痛并非糖尿病足的特征性临床表现。

5. 是不是越疼意味着糖尿病足越严重？

糖尿病足破溃、感染多侵及层次范围广，累及层次深及筋骨，糖尿病足的严重程度不能以疼痛的轻重为标准进行判断。临床实践中，糖尿病足患者由于合并感染严重而致患足肿胀、疼痛，多于手术后清除坏死组织，局部引流通畅后，患足疼痛可极大减轻。而对于糖尿病足合并重度缺血的患者，其疼痛剧烈，多于夜间加重，甚至有的患者抱膝而坐，彻夜疼痛难眠，口服或肌内注射止痛药物没有效果，部分糖尿病足患者可因长期剧烈疼痛而致突发急性心肌梗死，或长期口服止痛药物而致急性消化道出血。而对于糖尿病足溃疡长期暴露、创面污浊、久治不愈的患者，可因局部合并特殊细菌感染如铜绿假单胞菌而致局部疼痛剧烈，并伴有绿色脓性分泌物。因此，糖尿病足患者的疼痛分清病因很重要，有效、规范、合理的治疗，包括手术清创、静脉滴注消炎、止痛药物的应用等才是减轻糖尿病足患者疼痛的正确方法。至于糖尿病足的严重程度，需要结合患者的整体情况（如感染指标、凝血功能、营养指标等）和患足局部病灶的特点（如感染侵犯的层次、范围，下肢缺血的程度等）进行综合判断。

6. 怎么预防糖尿病足？

对于尚未发生糖尿病足的糖尿病患者，或已发生糖尿病足但未破溃或坏疽的患者，建议其：

（1）养成定期检查双足的习惯：重点检查足底、趾间及足部变形部位。

观察双足有无损伤、擦伤，有无水疱，有无干裂，有无鸡眼和胼胝，有无足趾肿胀破溃，双足颜色和温度有无变化，趾间有无糜烂渗出，有无臭秽等。

（2）正确泡洗双足，避免烫伤：泡洗温度保持在 37℃以下。洗完擦干趾间水分。外用维生素 E 乳保持双足皮肤润泽。

（3）细心修剪趾甲：避免趾甲边上剪得过深。不要剪破硬茧和鸡眼。不让趾甲长得过长。不到公共浴室修脚。

（4）穿舒适的鞋袜：①合适的鞋子：有足够的空间，透气性良好，鞋底较厚硬而鞋内较柔软。②合适的袜子：不穿过紧或有毛边的袜子。每天换洗袜子。

（5）规律运动：建议进行中等强度的步行，避免剧烈运动。有足趾苍白、发绀缺血的患者建议仅限做无负重运动，以上肢锻炼为宜。

对已发生糖尿病足溃疡或坏疽，或糖尿病足术后的患者，建议其：

（1）加强营养的同时，规律监测并调控血糖，使血糖处于相对平稳的水平。

（2）规律锻炼患足肢体，做屈伸运动，避免长期蜷缩、屈曲，禁止负重下地活动。

（3）保持患足清洁润泽，患足可用适量温水擦洗，外用维生素 E 乳。

（4）患处破溃，碘伏规律换药，忌烫洗，忌滥用消炎药膏，足趾间可用碘伏纱布隔开。

（5）患者家属加强看护，定期检查患者双足。患者规律随诊，不适及时就诊。

7. 糖尿病足患者能不能泡脚？

用一定温度的水泡脚对加速肢体血流、清除足部污浊、缓解疲乏具有一定的作用，然而糖尿病足患者能不能泡脚与糖尿病足的病变性质密切相关。糖尿病足患者泡脚时需注意患足是否合并缺血、是否合并神经病变，这可以通过查看足背动脉的搏动情况，以及患足是否疼痛进行初步判断，一般足背动脉搏动减弱或消失、患足疼痛剧烈多为缺血严重。若无法判断，可于医院行下肢血管超声、经皮氧分压、激光多普勒等检查进行判断。

（1）当糖尿病足患者合并周围血管病变，足部缺血严重时，禁止泡脚，建议此类患者用适量清水或温水冲洗或擦拭患足，保持局部清洁即可。

（2）当糖尿病足患者合并周围神经病变，其足部神经感觉不灵敏，特别是对温度、疼痛等感觉缺失时，慎重泡脚，泡脚可能会因足部神经不灵敏而出现足部烫伤。建议此类患者在家属的看护下进行泡脚，让家属查看水温（多在37℃以下），并注意泡脚的时间即可。

8. 糖尿病足患者如何正确泡脚？

糖尿病足患者进行正确的泡脚是十分必要的。特别是有的糖尿病足患者足部溃疡或手术后数月足部不曾清洗，局部创面虽常规换药，创周多见药液黄染，局部干燥脱屑，结成药痂，甚者局部污浊臭秽、破溃经久不愈。笔者认为糖尿病足患者进行泡脚要注意以下几个方面。

糖尿病足尚未发生破溃或坏疽的患者，建议其泡脚前：

（1）养成定期检查双足的习惯：重点检查足底、趾间及足部变形部位。观察双足有无损伤、擦伤，有无水疱，有无干裂，有无鸡眼和胼胝，有无足趾肿胀破溃，双足颜色和温度有无变化，趾间有无糜烂渗出，有无臭秽等。

（2）注意泡脚的水温，避免烫伤：泡洗温度保持在37℃以下。洗完擦干趾间水分。外用维生素E乳保持双足皮肤润泽。而对于下肢缺血严重的糖尿病足患者，建议其禁止泡洗患足，可用温水清洗患足，注意足部清洁卫生即可。

（3）细心修剪趾甲：避免趾甲边上剪得过深。不要剪破硬茧和鸡眼。不让趾甲长得过长。不到公共浴室泡脚。

（4）鞋袜：穿舒适的鞋袜，每天换洗袜子，避免穿瘦脚、高跟、底硬的鞋子，注意患足保暖，避免赤足蹚雨涉水。

（5）规律运动：建议进行中等强度的步行，避免剧烈运动。有足趾苍白、发绀缺血的患者建议仅限做无负重运动，以上肢锻炼为宜。

若糖尿病足已发生足溃疡或坏疽，或糖尿病足术后的患者，建议其泡脚前：

（1）做好双足血运的评估，积极完善下肢血管超声、足部踝肱比值、经皮氧分压等检查，若缺血严重，禁止泡脚，建议其温水擦拭或冲洗患足为主。

（2）注意泡脚的水温和时间。建议泡洗温度保持在37℃以下，泡洗的时间以5～15分钟为宜。

（3）注意足部的病变。若合并单侧足癣，建议二足分开清洗。若合并单侧足部溃疡，建议先清洗无足溃疡的一侧，再清洗另一侧。

（4）规律监测并调控血糖，使血糖处于相对平稳的水平，避免在过饱、过饿状态下泡洗。

其泡脚后需要注意：

（1）泡脚后彻底擦干双足及足趾间水渍，除去脱落皮屑。外用维生素 E 乳润泽肌肤，防止干燥皲裂。

（2）糖尿病足局部有溃疡的患者泡脚后要重新彻底消毒换药包扎，足趾紧密压迫者可采用无菌纱布隔开，避免足趾间相互挤压。

（3）患者自身或患者家属协助患者做足部适当的屈伸锻炼，避免长时间不运动而局部肌肉萎缩。

（4）患者家属加强患者的双足检查。患者规律随诊，不适则及时就诊。

典型案例一：

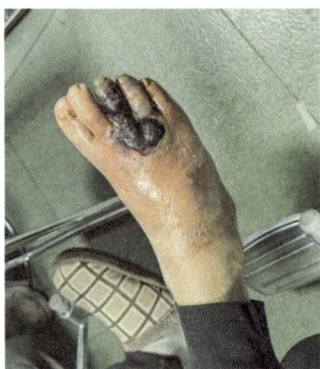

❀糖尿病足缺血合并感染治疗前

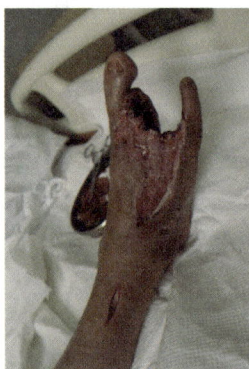

❀糖尿病足缺血合并感染，为控制感染而行截趾术后

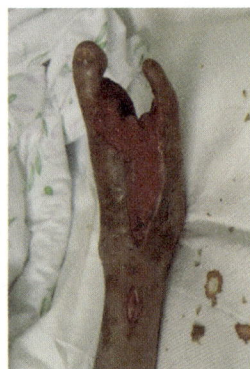

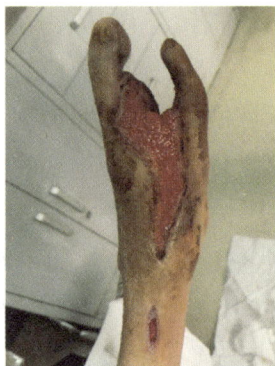

❀感染得到控制，糖尿病足以缺血为主，后行下肢介入治疗

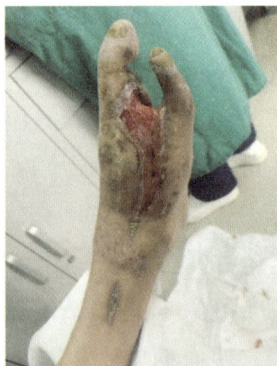

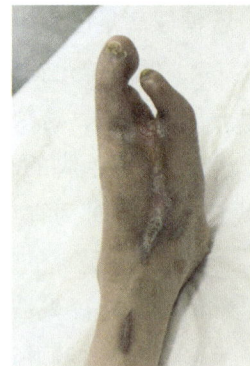

❀糖尿病足缺血合并感染治疗后

典型案例二：

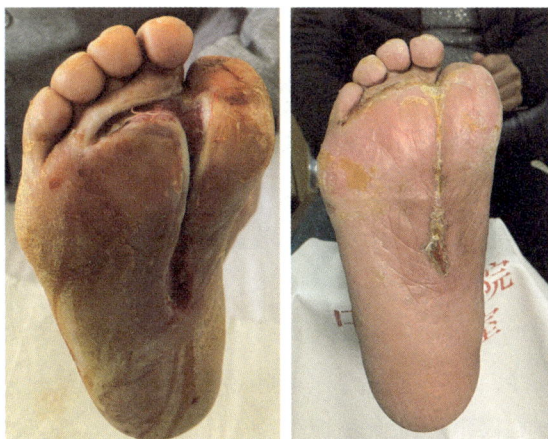

🍀 糖尿病足溃疡，仅感足部麻木、针刺样感觉，未合并缺血，治疗前后

（七）下肢血栓，不能不知道这几个问题

　　59 岁的韩某是一位体检发现"左下肢浅静脉石形成"而于门诊就诊的患者。医生接诊时，韩某表现得十分紧张，说自己得了下肢血栓。医生查看韩某，其双下肢仅可见小腿处浅静脉曲张、皮肤色素沉着，无红肿破溃，无疼痛，腓肠肌压痛（﹣），其体检结果凝血系列未见异常，下肢血管超声提示"左下肢浅静脉处可见血栓形成部分再通，可见静脉石形成"。追问病史，韩某否认肿瘤、激素服用史，自诉 3 月余前曾有左下肢外伤，左下肢疼痛肿胀，口服活血通络类中成药治疗，之后红肿疼痛好转，剩余间断行走时左下肢酸胀感，余无不适。结合患者病史及专科检查，医生考虑其为"下肢浅静脉血栓形成——陈旧性"（中医称之为"青蛇毒"。若下肢深静脉血栓形成，中医称之为"股肿"），局部暂予紫色消肿膏＋定痛膏 1：1 混合外用，口服舒脉胶囊，嘱其放松心情，不存在血栓脱落的风险，半个月后复查下肢血管超声未见血栓形成。令韩某十分不解的是，下肢血栓不是很严重吗，为什么自己的没有脱落的风险？动脉是否也会有血栓？得了下肢血栓应该怎么治疗？有没有什么方法可以预防下肢深静脉血栓形成或防止其脱落？接下来，让我们带着这些问题，学习一下下肢血

栓相关的那些事。

1. 下肢血栓动脉血栓与静脉血栓是一回事吗？有没有什么无创检查可以快速进行区别？

下肢血栓根据其性质分为下肢动脉血栓和下肢静脉血栓。

下肢动脉血栓是血管外科急症，表现为突发的下肢发凉、发麻、疼痛、感觉障碍，需要紧急处理，否则会影响肢体血运而截肢。栓子多源自心脏瓣膜房颤，血栓脱落而导致肢体远端栓塞。下肢动脉血栓主要表现为远端肢体的缺血性症状，如皮肤苍白、发凉、疼痛、麻木，甚至有局部变黑坏死的风险。急性动脉栓塞临床表现为5P征——疼痛、感觉异常、麻痹、无脉、苍白，此时多需急诊手术切开取栓，或者通过介入动脉导管溶栓，必要时做支架治疗。术后口服阿司匹林、氯吡格雷等抗血小板药物。

下肢静脉血栓形成的常见原因包括下肢静脉损伤、血液瘀滞、血液的高凝状态，可分为浅静脉血栓和深静脉血栓。下肢静脉血栓主要表现为下肢血液回流不畅，如下肢肿胀、疼痛、皮肤红肿、皮温增高等。

下肢浅静脉血栓临床俗称血栓性静脉炎，表现为曲张的静脉红肿热痛，呈条索状改变，可伴局部发热、疼痛。

下肢深静脉血栓分为急性期、慢性期：①急性期：表现为肢体肿胀、疼痛，甚至皮肤青紫。严重者下肢血液回流完全受阻，肢体肿胀严重、皮肤苍白、疼痛剧烈，甚至动脉搏动停止，出现供血障碍，导致肢体缺血。如栓子脱落可并发急性肺动脉栓塞，出现胸闷、胸痛、呼吸困难、咯血，严重者危及生命。此期可据病情需要进行微导管溶栓、导管吸栓等，并配合口服利伐沙班、华法林等药物抗凝治疗，口服马栗种子提取物促进静脉回流治疗等。②慢性期：表现为下肢静脉反复溃疡，浅静脉曲张、色素沉着，皮肤营养状况发生改变（淤积性皮炎、干燥脱屑）等。

因此，下肢动脉血栓与下肢静脉血栓不是一回事。下肢血管超声可以快速鉴别。

2. 下肢血管超声报告中的斑块有什么意义？哪种斑块危害性大？

下肢血管超声检查有斑块多指动脉粥样硬化斑块，其形成是多种因素相互作用的结果，与高血压、高血脂、糖尿病、肥胖等关系密切。

临床上斑块分为稳定斑块和不稳定斑块。其中稳定斑块在超声上主要表现为强回声，俗称硬斑，斑块相对稳定，不易破裂出血。不稳定斑块在超声上可表现为无回声或低回声，俗称软斑，为易损斑块，斑块内有出血或新生血管，斑块不稳定，易破溃出血。对不稳定斑块的治疗要降脂稳斑，酌加降脂类药物。

因此，不稳定斑块危害性更大。

3. 下肢肌间静脉血栓与下肢深静脉血栓一样吗？下肢肌间静脉血栓患者能否活动？其血管超声有什么特点？

下肢肌间静脉血栓为小腿肌肉间的静脉产生的血栓，是原发并局限于腓肠肌和比目鱼肌静脉丛的血栓，不包括胫静脉或腓静脉血栓，是下肢深静脉血栓中的一种类型。其形成最主要的原因是活动少，多发生于手术后、长期卧床、外伤后、长时间坐位（如长途乘车或飞机）者。其中比目鱼肌静脉丛发生率最高。主要症状为小腿的疼痛（急性期患者多于活动时加重，小腿肚的腓肠肌压痛）与肿胀，若出现血栓蔓延，可继发下肢深静脉血栓（如逐渐出现股静脉血栓、髂静脉血栓），严重者引起肺栓塞（概率很低）。所以，当出现下肢肌间静脉血栓时，要明确血栓分期，据血栓的不同分期决定是否抗凝治疗和不同的护理治疗。

下肢肌间静脉血栓的护理，主要是根据血栓的分期而护理有所不同。

（1）急性期：①要注意严格卧床制动，抬高患肢，避免按摩和挤压患肢。②保持大便通畅，避免腹压过高。③间断低流量吸氧。

（2）慢性期：①可适当活动，局部按摩，减缓下肢静脉的回流受限。②可通过气压治疗促进静脉回流。③建议穿弹力袜，减缓下肢静脉压力，改善下肢静脉的回流。

下肢肌间静脉血管超声的特点：可见肌间静脉血管里有低回声的血栓样物质充填，静脉中血流无法充盈和通过。用探头压迫肌间静脉，没有血栓的静脉可以压闭，有血栓的血管无法压闭，且没有血流通过。

4. 如何预防下肢血栓的形成？

（1）避免下肢血管的损伤，术后患者抬高下肢和早期下床活动。

（2）静脉功能差的患者平素穿弹力袜。

（3）药物治疗，特别是高危人群，如长期卧床者、骨折患者等。

5. 下肢静脉血栓形成后有哪些预防措施可以防止其进一步加重？

下肢静脉血栓形成后，除要规律饮食，保持大便通畅，积极控制基础病（如降糖、降压、降脂），定期监测血常规、凝血系统、肝功能外，还应结合患者下肢静脉血栓分期进行合理的措施预防。

（1）急性期：①戒烟酒，严格卧床制动，抬高患肢，避免按摩和挤压患肢。②保持大便通畅，避免腹压过高。③间断低流量吸氧。④禁止热敷、泡洗患肢。⑤进行严格规范的抗凝治疗，必要时植入下腔静脉滤器，防止肺栓塞。

（2）慢性期：①可自己适当活动或被动活动，局部按摩，穿弹力袜。②规范抗凝治疗。

6. 什么是股青肿？

下肢深静脉血栓形成，中医称之为"股肿"。

股青肿是由于下肢静脉血栓形成，血栓使下肢静脉回流障碍严重，伴有股动脉痉挛，患肢可出现剧烈疼痛，广泛肿胀，皮肤紧绷发亮，可呈青紫色，伴局部起疱及皮温改变（患侧静脉怒张，可伴发热，肢体皮肤温度可增高），足背、胫后动脉搏动明显减弱或消失。股青肿起病急骤，部分可治愈。若治疗不及时，可发生肢体坏疽，危及生命。

7. 急性动脉栓塞的 6P 征临床表现是什么？

6P 征即疼痛、苍白、无脉、运动障碍、麻木、温度变化。早期疼痛表现为持续性剧痛。早期缺血，可出现皮肤苍白，后期缺血时间较长，可见皮肤青紫或条纹状表现。无脉即血管闭塞，无搏动。缺血时间较长，可出现踝关节背屈受限，预后较差，截肢的概率较大。麻木为缺血造成的神经早期反应。皮温变化，因缺血表现为冰凉。

8. 动脉瘤是下肢动脉的血栓吗？严重吗？

不是。动脉瘤是动脉壁在病理因素的作用下，形成动脉壁局限性或弥漫性扩张或膨出的一种动脉扩张性疾病。其多发于 50 岁以上的老年人，患者常伴有高血压、冠心病等。动脉瘤根据其出现部位的不同，可分为周围动脉瘤、腹主动脉瘤、内脏动脉瘤等。大部分未破裂的动脉瘤没有任何临床症状，依靠影像学检查发现（血管超声、血管 CT 或磁共振、动脉造影检查）。出现临床症状时，患者大多已经是中晚期，主要表现为体表搏动性肿块，动脉瘤压迫周围神经或破裂时出现剧烈疼痛，瘤腔内血栓或斑块脱落致远端动脉栓塞产生肢体、器官缺血或坏死等。

动脉瘤严重与否取决于：①动脉瘤的部位、大小。②动脉瘤有无破裂、出血。

如果瘤体较小，不伴有明显的不适症状，定期复查即可。但动脉瘤可影响血管瓣膜的功能，造成血管堵塞，甚至破裂、出血，造成死亡，患者及患者家属必须高度重视。

9. 动脉瘤是如何形成的？能治愈吗？

动脉瘤可以发生在动脉系统的任何部位，常见病因包括动脉粥样硬化、血管损伤（车祸）、感染（梅毒）、风湿免疫病（白塞综合征、结节性多动脉炎、风湿性心脏病等）、先天性动脉壁结构异常（动脉导管未闭、主动脉狭窄等）。

动脉瘤治疗困难，且因其大小、发生部位的不同，治疗难度亦有所区别。颅内、心脏血管（升主动脉、主动脉弓、降主动脉、腹主动脉）动脉瘤等治疗难度极大，死亡率高。早发现、早诊治，可通过手术、介入等有效手段控制动脉瘤的发展，防止其发生破裂，改善患者的预后。

10. 如何预防动脉瘤的破裂？

（1）积极控制血压、血脂，规律服用降压、降脂药物。

（2）积极调控患者情绪，避免情绪的剧烈波动。

（3）对有心率偏快的患者，规律服用降心率药物。

（4）积极防治感染，避免感染继发血管瘤的病变。

（5）忌烟酒，适当运动。

（6）对存在介入适应证的患者，可选择介入治疗的方法，在动脉瘤体内植入弹簧圈或者带膜的支架，可以有效预防动脉瘤发生破裂。

（八）下肢反复水肿怎么办？可能是淋巴水肿惹的祸

　　57岁的杨阿姨是一位"卵巢癌术后，左下肢反复水肿2年余，加重2个月"的门诊患者。回顾病史，杨阿姨2年余前确诊卵巢癌后于某三甲医院行子宫全切＋淋巴结清扫术，未行放、化疗，术后左下肢间断水肿，多于长时间行走、站立后加重，曾完善血生化检查，肝肾功能均未见异常，下肢血管超声提示动脉、静脉均未见异常。杨阿姨曾口服改善循环的药物，并用弹力绷带束缚左下肢，左下肢仍反复水肿，伴左下肢皮肤粗糙增厚。2个月前，杨阿姨长时间行走后左下肢水肿如象腿，自觉皮肤刺痛，有烧灼感，曾口服抗生素治疗，效果不佳，后就诊于我院，考虑"下肢淋巴水肿、丹毒"可能性大（中医称之为"象皮腿、丹毒"），中药汤剂以健脾益肾、活血利水为主，外用紫色消肿膏＋芙蓉膏，穿弹力袜，忌搔抓，保持局部皮肤清洁润泽，适当抬高双下肢，2周后杨阿姨皮肤暗红肿胀消退，酸沉胀感明显减轻。令杨阿姨十分不解的是，下肢淋巴水肿是皮下积水吗？当前有什么好的方法可以治愈淋巴水肿吗？下肢淋巴水肿有什么好的预防方法？接下来，让我们一起学习一下下肢淋巴水肿。

1. 什么是淋巴水肿？与肢体水肿是一回事吗？

　　淋巴水肿是由于淋巴液生成障碍或淋巴循环障碍导致的淋巴液（主要成分为水和蛋白质）在组织间隙滞留所引起的包括组织水肿、慢性炎症、组织纤维化及脂肪沉积等一系列病理改变的疾病。淋巴水肿发病率逐年攀升，呈进行性发展，是高致残类疾病，严重影响患者的生活质量。

　　淋巴水肿与肢体水肿不是一回事。肢体水肿是一种临床症状，可分为全身性水肿和局部性水肿。全身性水肿主要见于心衰、肾病、肝硬化、内分泌系统疾病。局部性水肿主要是由局部肢体的血管、淋巴循环障碍和炎症性因素引起的。

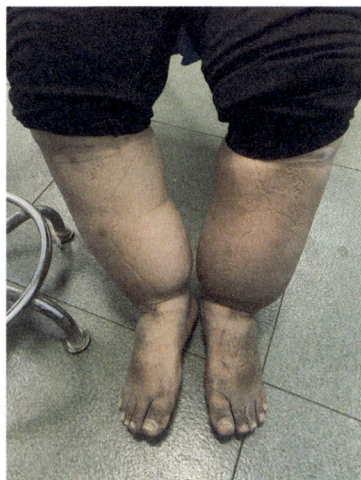

🍀下肢淋巴水肿

2. 淋巴水肿需要治疗吗？能自己消退吗？

淋巴水肿需要早期预防，规律治疗。淋巴水肿早期病变程度轻时或可自行消退。中晚期时病变程度重，将引发不可逆的病理改变，多无法自行消退。

淋巴水肿早期：患病程度轻，只有肿胀、下肢沉重感，但不会明显影响行走功能，白天不适感较重，经过一夜的休息后，清晨症状明显缓解，如此周而复始。此期经休息或对症治疗，部分患者可自行消退。

淋巴水肿中晚期：随着病情加重，患肢持续肿胀、增粗，发生进行性组织纤维化及脂肪沉积，会出现皮肤变硬、象皮样变，严重时造成肢体运动功能及心理障碍。丹毒和蜂窝织炎反复发作，继发严重感染时可致败血症，甚至危及生命。合并静脉疾病时可致难治性慢性溃疡。晚期淋巴水肿可转为恶性病变（淋巴管／血管内皮肉瘤等）。此期无法自行缓解。

3. 淋巴水肿各个阶段有什么特点？

国际淋巴协会根据肢体的肿胀情况将淋巴水肿分期如下：

0 期：亚临床阶段。淋巴系统虽已受损，其运输能力低于健康时的正常水平，但仍足以应付其自身的淋巴负荷。此期患者可没有任何症状，遵循淋巴水肿的预防措施，可以大大降低患淋巴水肿的风险。

Ⅰ期：可逆阶段。此期富含蛋白的淋巴在结缔组织中积聚，可见明显的肢体肿胀，挤压凹陷征（Pitting 征）阳性（用拇指压迫肿胀部位，出现凹陷），休息后肿胀有可能完全消退。此阶段若治疗及时，患者的肢体有很大可能恢复到正常围度。若治疗不及时，病情可进行性加重。

Ⅱ期：不可逆阶段。此期皮下组织开始纤维化，导致肢体肿胀较前加重，肢体变硬，脂肪和纤维堆积，Pitting 征逐渐消失，有或无 Stemmer 征阳性（与非肿胀的一侧对比，手指或脚趾的背部皮肤提起困难或无法提起）。肿胀的肢体容易反复感染（如蜂窝织炎）。此期患者休息后肿胀多无消退的迹象。此期进行治疗，患者的肢体可以有一定围度的缩小，但是很难恢复到正常时的围度。若失治、误治，可进一步加重。

Ⅲ期：淋巴滞留性象皮肿阶段。此期皮下脂肪沉积和组织纤维化更加严重，患肢体积异常增大、沉重，以及外形明显畸形，严重影响患者的日常生活和工作。此期患者皮肤呈大象腿样改变，易合并感染、皮肤溃疡等，且治疗周期长、效果差。

4. 淋巴水肿需要消炎吗？

淋巴水肿分为原发性淋巴水肿和继发性淋巴水肿。原发性淋巴水肿多因先天发育不良（如淋巴管扩张、瓣膜功能不全或缺如等）所致。继发性淋巴水肿多由淋巴管阻塞引起，常见的原因有感染（细菌、真菌、病毒等）、损伤（手术、放疗、灼伤等）、恶性肿瘤、全身性疾病、妊娠等。其中，恶性肿瘤术后导致的淋巴结水肿呈上升趋势。

淋巴水肿是否需要消炎治疗，分清病因很重要：细菌感染引起的淋巴水肿需要消炎治疗，非细菌感染引起的淋巴水肿则不需要消炎治疗。

5. 肿瘤术后导致的肢体淋巴水肿是肿瘤复发引起的吗？有什么好的治疗方法？

不是。行肿瘤病灶切除术时，一般会对周边淋巴结进行清扫，或扩大淋巴结清扫范围，这样易对淋巴结造成损伤、破坏，导致淋巴液回流受阻，淤积于皮下而产生淋巴水肿。

针对淋巴水肿的治疗分为手术和非手术治疗两大类。非手术治疗主要有手法引流、空气波压力治疗、烘绑治疗、穿戴弹力服弹力套、药物治疗等。手术治疗则包括减容手术（脂肪抽吸术、游离皮片回植术等）、淋巴循环重建类手术（淋巴管静脉吻合术、淋巴管吻合术、淋巴结皮瓣移植术等）。针对肿瘤术后导致的淋巴水肿，常结合患者的病情，多种方法综合应用。

6. 淋巴水肿需要做什么检查才能确诊？

淋巴水肿的确诊除据患者的临床表现、体征、病史（特别是有无肿瘤、是否手术及放疗）外，亦需借助影像学检查。常做的检查有核磁淋巴造影、核素淋巴造影、吲哚菁绿 (ICG) 淋巴造影等。

7. 淋巴水肿需要做手术吗？能根治吗？

临床上，淋巴水肿是否需要手术取决于造成淋巴水肿的病因、淋巴水肿的严重程度、淋巴的循环状态以及个人诉求。当淋巴水肿达 Ⅱ ~ Ⅲ 期时，手术亦无法根治。

8. 如何预防淋巴水肿？

（1）保持皮肤清洁润泽。

（2）衣服应宽松舒适，避免穿过紧的衣物。

（3）加强营养，少食多餐，不食辛辣。

（4）加强患肢皮肤保护，避免外伤、虫咬。

（5）避免患肢医源性损伤，优选健侧测量血压、抽血和静脉注射。

（6）适当主动或被动锻炼，避免患肢手提重物或负重活动。

9. 北京中医医院如何治疗下肢淋巴水肿？

北京中医医院疮疡血管外科治疗下肢淋巴水肿历史悠久。在老一辈中医外科大家如赵炳南、房芝萱、王玉章等的经验基础上，科室研发了院内制剂，如内服制剂舒脉胶囊（健脾益肾、活血通络），外用制剂紫色消肿膏、芙蓉膏、定痛膏，同时运用艾灸，临床效果显著。

典型案例：

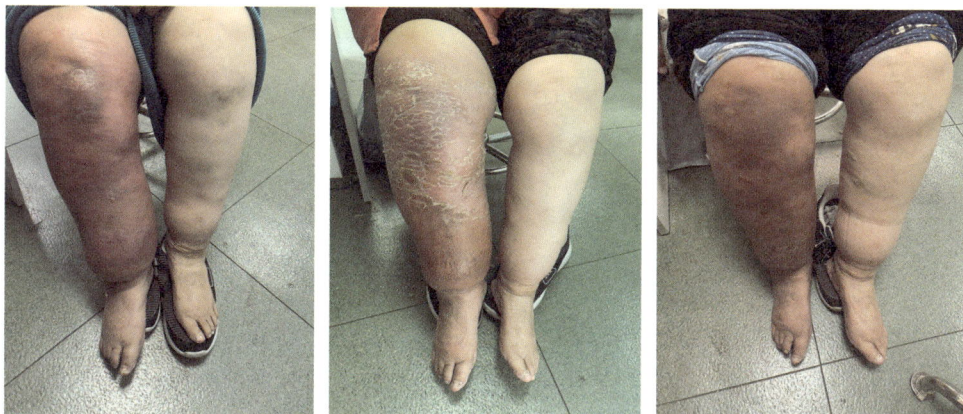

🍀 下肢淋巴水肿合并皮肤感染治疗前后

（九）皮下脂肪层的无菌性炎症——脂膜炎

　　73 岁的徐某是一位因"左小腿内侧皮肤瘀滞、肿痛 3 月余"而于门诊行中医综合治疗，最终痊愈的患者。回顾起自己的治疗经历，徐某说："看了很多大医院，真没想到会这么麻烦。"原来，徐某因左小腿内侧皮肤瘀滞、疼痛曾就诊于多家医院，完善过血生化、风湿因子、下肢血管超声等检查均未见异常，口服消炎、改善循环类药物治疗，效果不佳。医生又建议完善病理检查，徐某害怕病理检查后破溃不愈合，于是来到我院就诊。医生查看徐某，其左小腿内侧下 1/3 处皮肤暗红瘀滞，无破溃，触之皮下呈硬结节状，针刺样疼痛明显，且徐某多于长时间行走、站立后疼痛加重，无肢体关节疼痛，考虑"静脉淤积性脂膜炎"可能性大（中医称之为"瓜藤缠""湿毒流注""皮中结核"，属中医学"痹证"范畴），予中药内服汤剂化痰行瘀，散结止痛为主，方用四藤二红汤加减，外用紫色消肿膏＋芙蓉膏＋定痛膏 1：1：1 混合外敷换药，1 个月后徐某左小腿处瘀滞肿痛消退。令徐某好奇的是，脂膜炎是细菌感染引起的吗？为什么口服消炎药物治疗没有效果？脂膜炎发生的原因是什么？如何治疗脂膜炎和减轻疼痛？接下来，让我们一起认识一下皮下非细菌性感染的炎症——脂膜炎。

1. 什么是脂膜炎？常见的病因有哪些？

　　脂膜炎是皮下脂肪层（脂膜）非化脓性炎症性皮肤病的总称。现代医学多将其归属于风湿免疫病。

　　脂膜炎病因复杂，局部因素包括外伤、寒冷、注射某种药物，全身因素包括结核感染、扁桃体炎等。系统性疾病如红斑狼疮、硬皮病、结节病等也可引起脂膜炎。

2. 脂膜炎有什么临床表现？

脂膜炎的临床表现缺乏特异性，主要临床特征如下：

　　（1）好发于青壮年女性，30 ~ 50 岁最为多见。皮损可发生在身体各处，以双下肢及臀部为多见。

　　（2）病程多呈慢性，以反复发作、成批出现的淡红色至棕褐色皮下结节

（结节有疼痛感和显著触痛）为特征，多呈多发性、对称性、成群分布，消退后局部皮肤出现程度不等的凹陷（萎缩性瘢痕）和色素沉着。

（3）常伴发热、关节痛、肌痛等全身症状。

（4）当病变侵犯内脏脂肪组织，视受累部位的不同则出现不同的症状，重者可以出现多脏器功能衰竭、大出血或并发感染。

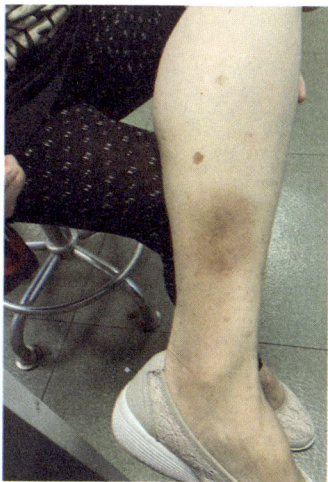
🍀小腿内踝脂膜炎：局部色素沉着，可触及皮下结节，触痛明显

3. 脂膜炎怎么诊断?

脂膜炎的诊断以病理细胞学表现为金标准。其病理学特征分为三期：

（1）急性炎症期（早期）：脂肪细胞变性、坏死和炎症细胞浸润，并伴有不同程度的血管炎症改变。

（2）吞噬期：在变性坏死的脂肪组织中有大量巨噬细胞浸润，并吞噬变性的脂肪细胞，形成具有特征性的泡沫细胞。

（3）纤维化期（晚期）：泡沫细胞大量减少或消失，被纤维母细胞取代，产生大量胶原纤维，最终出现皮下脂肪萎缩、纤维化和钙盐沉积。

4. 脂膜炎怎么治疗? 预后怎么样?

脂膜炎尚无特效治疗。西医治疗包括抗生素、非甾体抗炎药（阿司匹林、吲哚美辛等）、糖皮质激素（泼尼松龙）、免疫抑制剂（硫唑嘌呤、羟氯喹、沙利度胺、环磷酰胺、环孢素等），皆为对症治疗，效果因人而异。

脂膜炎预后个体差异较大。只有皮肤表现者，常多年缓解与恶化交替出现。内脏器官受累者，预后差，病死率高。

5. 结节性红斑、硬红斑与脂膜炎是一回事吗?

结节性红斑、硬红斑是临床中脂膜炎比较常见的两种类型。

（1）结节性红斑：①多见于青年女性，常在春秋发病。②皮损多为对称性分布的皮下结节，结节较小而浅在，表面红，多局限于小腿伸侧，不破溃，

3～4周可自行消退，愈后无萎缩性瘢痕。③亦可继发于其他系统性疾病（如白塞综合征等），病理表现为间隔性脂膜炎伴有血管炎。

（2）硬红斑：①好发于小腿屈侧中下部，疼痛较轻。②皮损结节较大且深在，表面暗紫红色，可破溃形成瘢痕或顽固性溃疡，患者常有结核感染。其病理多表现为结核结节或结核性肉芽肿，并有明显的血管炎性改变。

6. 中医治疗脂膜炎有什么好的方法？

中医治疗脂膜炎具有一定的特色。总的治则是清热解毒、活血化瘀、养阴清热、养血润燥，临证时需辨证施治。

7. 得了脂膜炎，平时需要注意什么？

（1）生活要有规律，保持乐观和积极的心态。

（2）清淡饮食，膳食均衡，忌肥甘厚味、辛辣刺激之品。

（3）避免过度劳累、熬夜。

（4）遵嘱服药，规律随诊。

典型案例一：

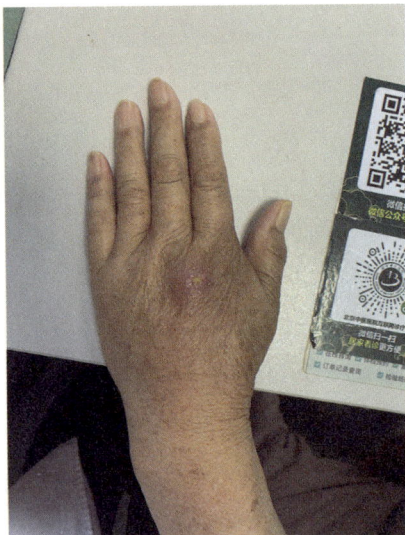

🍀 手部脂膜炎治疗前，浅表软组织超声：左手背侧第2指近端皮下脂肪层可见低无回声，范围约2.1cm×0.6cm，边界清，形态欠规则，内可见少量液化。彩色多普勒血流成像：周边血流略丰富，周边脂肪层回声欠均，呈多发结节感，左手背侧异常所见，考虑脂膜炎伴脓腔形成可能性大

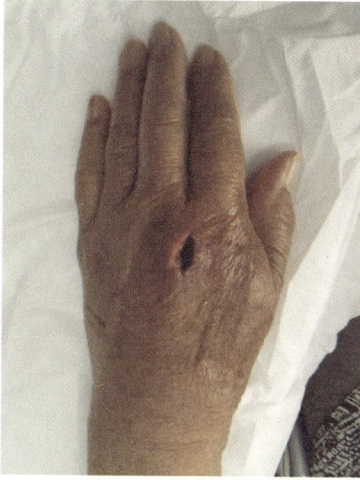

❀ 切开后通畅引流，减轻张力，疼痛
　 逐渐减轻

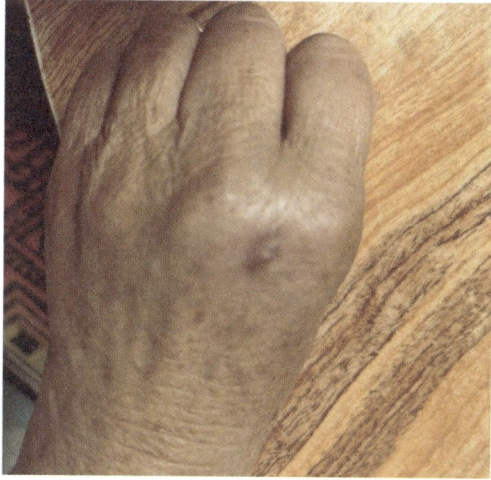

❀ 经换药治疗，破溃逐渐愈合

典型案例二：

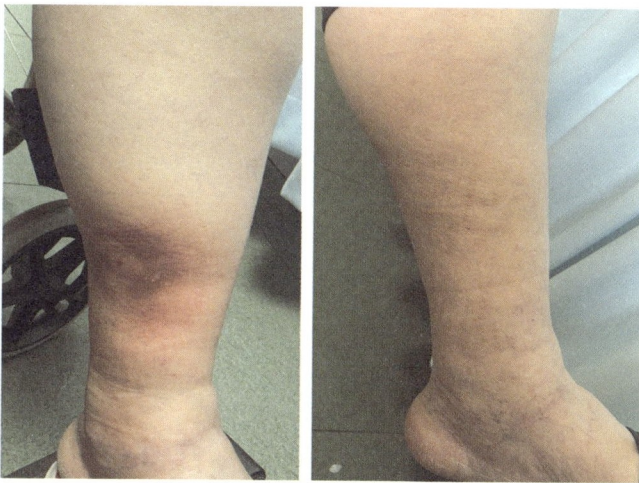

❀ 小腿部脂膜炎治疗前后